母子手帳から始める

若い女性の健康学

井上 栄 著

大修館書店

はじめに

　人間は誰でも,母親のお腹の中にいたときから3歳ごろまでの記憶はありません。しかし,その当時の自分の様子を知る方法があります。それは,母子健康手帳(以下,「母子手帳」とします)を開いて見ることです。そこに,母親が当時書いた文章が残っているからです。

　私は,勤務していた女子大で数年来,母子手帳を利用する授業を行ってきました。その授業では宿題を出します。学生が母親と一緒に母子手帳を見ながら,自分が知らないときの出来事を聞いて,その感想文を書いてもらうというものです。この宿題を通して学生は,自分が望まれて産まれてきたこと,母親の愛情に包まれて大切に育てられてきたことを知り,感動します。

　学生にとても好評なこの体験は,親子の絆(きずな)を強めるだけでなく,若者のメンタルヘルス,子ども虐待(ぎゃくたい)の防止,少子化対策にもつながり,日本の将来を明るいものにする,と考えています。日本中の若者,とくに10代後半から20代前半の青年期の女性に,この体験をしてもらいたくなったのが,この本を書いた大きな理由です。

＊

　しかし,本書で扱っているのは,母子手帳のことだけではありません。女性の体の仕組みや働きについて,若い女

性が知っておくと役に立つことも書きました。むしろ，本書はそうした内容を中心に構成されています。例えば，出産，男女の遺伝子の違い，性ホルモンに影響される男女の行動の違い，避妊と性感染症予防，妊娠中の注意点，不妊予防などです。これらのテーマも私の授業で扱っているものです。

　現代は昔とは違って男女平等社会になり，女性は自分の意思で行動でき，男性と肩を並べて仕事ができるようになりました。しかし，若い女性が昔とは異なった行動をとることで，過去には無かった健康問題が生じている場合もあります。しかし，その行動の変化が起こってからの経過時間がまだ短いので，社会はそれを認識しておらず，新しい問題に対処するための文化も出来ていなければ，環境も整っていません。そこで，男性より複雑な女性の体の仕組みや働きを，若い女性自身に正しく知ってもらう必要があると思ったことも，本書を書いたもう一つの大きな理由です。

＊

　女性の健康問題はなにも女性だけが知っていればよいというものではありません。女性を愛し，共に家庭を築く男性も知らなければならないことです。そうした意味で，若いカップルには二人でこの本を読んでもらい，男性にも母子手帳を見る体験をしてもらいたい，と願っています。

まず第1,8,9章を読んでから母子手帳を見てください。他の章およびコラムについては，興味があるところから拾い読みしてください。
　日本の明るい未来のために，本書が何らかの役に立つことを期待しています。

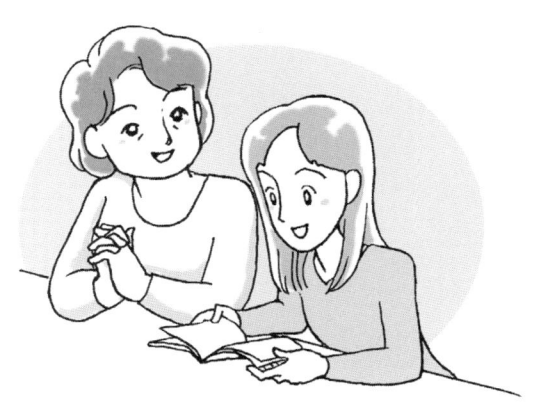

母子手帳から始める
若い女性の健康学

●目次●

はじめに――3

第1章　出産の神秘――11

1．なぜヒトの出産はサルと違うようになったのか？――11
2．サルの出産――13
3．ヒトの出産――14
　　　＊コラム① 産婆さんと助産師　16
4．"赤"ちゃんの誕生　17
　　　＊コラム② 胎児の血液循環　18
5．赤ちゃんの動き――19
　●追いかけ反射――20
　●手掌把握反射――20
　●吸啜反射――20
　●モロー反射――20
　●バビンスキー反射――21
　　　＊コラム③ 出産の立会人　22

第2章　男女の違い——23

1. 染色体と遺伝子——23
2. 男女の性はどう決まるのか？——24
3. 弱いのは女，それとも男？——27
4. 女性の行動の特徴とホルモン——31

第3章　性感染症の予防——35

1. 性感染症の特徴——35
   - ●女性の方が感染しやすい理由——36
     - ＊コラム④　STDとSTI　36
2. 性感染症の予防と治療——38
3. 細菌によるSTD——39
     - ＊コラム⑤　ピンポン感染　40
4. ウイルスによるSTD——41
   - ●性器ヘルペス——41
   - ●Ｂ型肝炎——42
   - ●HIV・エイズ——43

第4章　避妊と人工妊娠中絶——45

1．オギノ学説——45
   * コラム⑥ 排卵と月経の仕組み　46
2．日本人のコンドーム文化——50
3．経口避妊薬「ピル」——51
   ●ピルの仕組み——52
   ●緊急避妊用ピル——53
   * コラム⑦ 生殖関連ホルモンのネットワーク　54
4．人工妊娠中絶——55

第5章　女性特有の病気・症状——59

1．子宮頸癌——59
2．乳癌——60
3．子宮内膜症——62
4．月経前症候群（PMS）——63
   * コラム⑧ 生涯の月経の回数　64

第6章　母胎の中の新しい命——65

1．妊娠の始まり——65
   * コラム⑨ 妊娠週数と妊娠月の表し方　67
2．母親から胎児に免疫が移行する——68
3．胎教は可能か？——69

＊コラム⑩ 八百屋お七　72

第7章　妊娠中の注意——75

1．大事な妊娠初期——75

　　＊コラム⑪ サリドマイド被害　77

2．「つわり」の意義——78

3．妊娠中の喫煙——78

　　＊コラム⑫ 慢性閉塞性肺疾患（COPD）　80

4．妊娠中の飲酒——81

　●アルコールおよびアセトアルデヒドの胎児への害作用——81

　●お腹の赤ちゃんが「下戸」だったら‥‥——82

　　＊コラム⑬ 飲みニケーションの勧め　84

第8章　少子化と日本の将来——87

1．減り続ける日本の人口——87

　　＊コラム⑭ 団塊の世代　89

2．少子高齢化が社会にもたらす問題——90

3．妊娠・出産には適切な時期がある——92

4．体外受精成功の鍵は卵子の若さ——94

5．不妊治療より不妊予防を！——95

＊コラム⑮ 卵子提供アルバイトと代理母　96
６．出産と仕事の両立を図るために——97
７．「おばあさん仮説」——99
　　　＊コラム⑯ 乳母を雇えない日本人　101

第9章　母子手帳を見よう——103

● 母子手帳とは——104
　　　＊コラム⑰ 母子手帳の歴史　104
● アプガースコア——105
　　　＊コラム⑱ 新生児を助けた女医アプガー　106
● 新生児黄疸——106

おわりに——109

第1章
出産の神秘

　「はじめに」で述べたように，母子手帳を見て"自分が知らない自分のこと"を知るのは不思議な体験になります。自分がどのように誕生したのかという興味を満たすだけではなく，自分は何者なのか，どこから来てどこへ行くのか，と考えることもあるでしょう。

　皆さんはこれまで，性や妊娠のことについては関心を持ち，学校の授業でも熱心に聞いてきたでしょうが，出産のことはほとんど知らないと思います。母子手帳で自分の誕生の様子を知る前に，人間の出産の神秘さ，不思議さを知っておきましょう。

1．なぜヒトの出産はサルと違うようになったのか？

　ヒトは，数百万年前にアフリカ大陸で，チンパンジーから分かれて誕生したと言われています。ヒト科の進化の中

で約20万年前に現れたのが、現生人類ホモ・サピエンスです。ホモ・サピエンスはアフリカを数万年前に出て、地球上に広がりました。

ヒトがサルと決定的に違う点は、直立二足歩行をすること

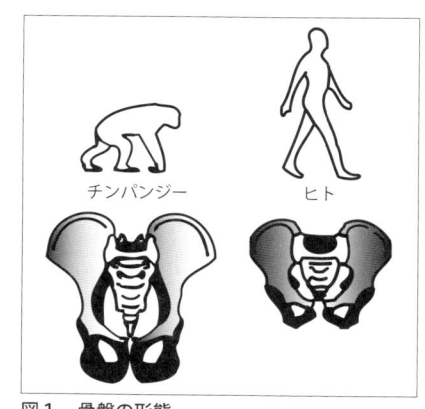

図1　骨盤の形態

で脳が大きくなったことです。四足歩行では頭が大きくなると前につんのめりますが、直立の姿勢では頭は体全体の真上に位置するので、歩行に支障なく大きくなることができます。また、骨盤(こつばん)の形も変わりました。サルの骨盤は前後に長い縦長ですが、ヒトでは胴体の左右の幅が前後の幅に比べて大きくなったので、胴体とともに骨盤も横長になりました。それと同時に、骨盤の中心部にある、胎児が産まれるときに通る孔(あな)が小さくなりました。直立すると内臓の重さが骨盤にかかるため、孔が大きいと内臓が飛び出してしまうからです（図1）。

ここで出産に難題が生じました。大きくなった胎児の頭が小さくなった孔を通らなくてはならなくなったのです。しかも、大きくなった頭は前後に長く、横に長い胴とは角

度が90°ずれています。これらの理由で，ヒトの出産の様子はサルとはまったく異なるようになりました。

2. サルの出産

　サルの出産は次のようです。子宮の中にいる胎仔（たいし）の頭は骨盤の方に来ています。胎仔は骨盤の孔を通って外へ出るのですが，頭の断面は胴の断面より小さく，胴の断面は縦長で骨盤の孔より小さいので，産まれるとき，頭と胴は骨盤の孔をスルリと通り抜け，仔サルの顔は母サルと対面して体外に出てきます（図2）。サルの皮膚には毛があるので仔サルは母サルの毛にしがみつき，母サルは仔サルの毛をつかんで引っ張り上げ，仔サルは母サルの乳首に吸い付きます。臍（へそ）の緒（お）と胎盤は母サルが食べてしまいます。母サルは，他のサルの助けを借りずに産むのです。

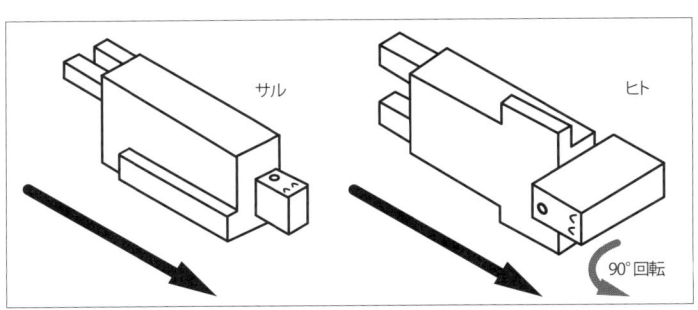

図2　産道を通過する胎児の頭・胴

3. ヒトの出産

ヒトの出産は，このようなサルの出産とは大きく異なります。ヒトが産まれるとき，胎児の顔は母親にソッポを向いて出てきます。腕はサルより短いので母親の手は胎児に届きにくくなり，母親が独りで胎児を取り上げるのは難しくなりました。他人，つまり産婆さん(現在は助産師や産科医)の助けが必要になったのです。

出産の直前，胎児の頭はサルの胎仔の場合と同じように骨盤の方に来ているのですが，ヒトの骨盤の孔は横長なので，頭がその孔にはまるようになるため，胎児の顔は妊婦から見て右を向いています(胎児が左を向いている場合もあります)(図3)。

出産のときには，胎児の頭は産道の中を右に90°回転しながら降りてきます。図4は，その過程を産婦の右横から見たものです。頭と胴が90°回転するので，胴も横長の骨盤の孔を通過できるようになります(図4A〜C)。頭が産道から体外に出るときには，胎

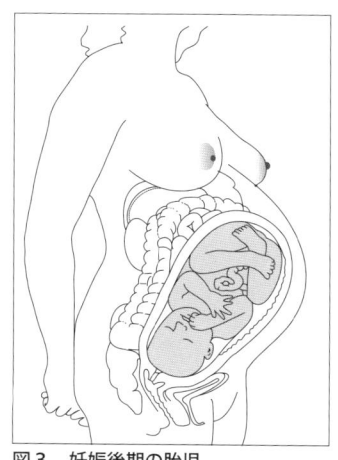

図3　妊娠後期の胎児

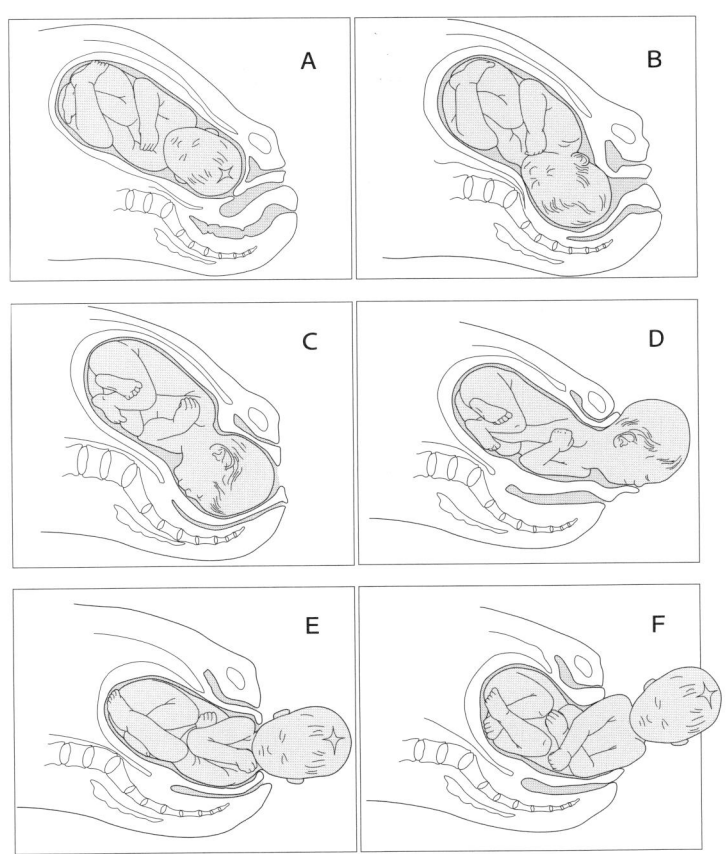

図4　出産時における胎児の「回旋」

児の顔は母親から見て反対側を向きます（図4D）。助産師は胎児の頭が出てきたところで，臍の緒が首に巻きついている場合にはそれを外します。もしそのまま引っ張り出す

と，胎児の首を絞めることになるからです。

次に助産師は胎児を右に90°（母から見れば左に90°）回します（図4E）。すると胎児の右肩が上に左肩が下に来ます。頭を下へ動かすと右肩が産道の外に出ます。次に頭を上に動かし左肩を外へ出します（図4F）。これで胎児の体全体は外に出たのですが，臍の緒はまだつながっています。そこでプラスチックのクランプ（医療用の留め具）で臍の緒の2箇所をはさみ，その間を鋏(はさみ)で切断します。これがヒトの出産の過程です。

コラム①　産婆さんと助産師

江戸時代，大名行列を横切ることができた職業が二つありました。一つは飛脚，もう一つは産婆です。通常，行列を横切ったり列を乱すようなことをした人間は，「無礼討ち(ぶれいうち)」といって武士による斬殺が認められていました。幕末に起きた生麦(なまむぎ)事件はこの「無礼討ち」によるものです。

産婦人科の医師がいない時代は，出産経験のある女性が産婆として出産の手助けをしていましたが，彼女たちは特別な資格を持っていたわけでも，身分が高かったわけでもありません。

しかし，出産が大変なものだということ，緊急性の高いものであることは誰もが知っていたため，「大名行列を横切る」という特例が認められていたのです。1899年（明治32）に産婆規則と登録制度が設けられ，産婆は免許制になりました。その後1948年（昭和23）に名称が「助産婦」に改められると同時に国家資格となりました。2002年には名称が「助産師」になり，現在に至っています。

4. "赤"ちゃんの誕生

　次に，新生児の口と気管には羊水(子宮の中で胎児を包んでいる液体)が入っているので，足を上にして羊水を吐かせ，次いで鼻・口の中の羊水を吸引します。すると新生児は大きな声でオギャーと泣いて空気を吸い始めます。このとき，新生児の血液循環に劇的な変化が起こります(コラム②参照)。

　呼吸が始まると，肺に入った空気中の酸素が大量に血液に移行します。この酸素が赤血球の中のヘモグロビンという蛋白質と結合して，ヘモグロビンの赤色が増し，それが新生児の皮膚の赤みを増して，新生児はまさに"赤"ちゃんになるのです。この現象は臍の緒を切ってからわずか5分の間に起こります。

　助産師は赤ちゃんを産湯につけ，体を拭いてお母さんに渡します。人間の皮膚には毛が無くツルツルしているので，赤ちゃんを扱うのにも助産師の助けが必要なのです。

　赤ちゃんの平均体重は 3,000g 台です。2,500g 未満の赤ちゃんは「低出生体重児」と呼ばれ，専門家による特別な助けが必要になる場合があります。

　人間の胎児の頭はサルの仔に比べれば大きく発達しているのですが，未熟な状態のまま生まれてきます。それは，子宮内で脳が完全に成熟してしまうと，より頭が大きくな

コラム② 胎児の血液循環

　人間が生きていくためには酸素が必要ですが，それは子宮の中の胎児にとっても同じです。胎児は，酸素を含む空気を直接肺に吸うことができないので，胎盤を介して母親の血液に含まれている酸素を間接的に受け取るという，独特の血液循環の仕組みで呼吸をしています（下左図）。

　胎盤で酸素をもらった血液は，胎児の心臓の右心房に入ります。右心房と左心房との間には「卵円孔（らんえんこう）」という孔（あな）が開いており，血液の一部はそこを通って左心房に入り，左心室から動脈へと流れ，全身に回ります。一部の血液は右心房から右心室へ入りますが，そこから肺へは行けないので，「動脈管」というバイパスを通って大動脈へと流れ，左心室を通ってきた血液と合流します。

　胎児が母体の外へ出てオギャーと泣いて空気を吸い込むと，血液は肺へ流れ始めます。すると卵円孔と動脈管とが閉じるという，劇的な変化が起こります。この瞬間，新生児はわたしたちと同じ血液循環に切り替わるのです。

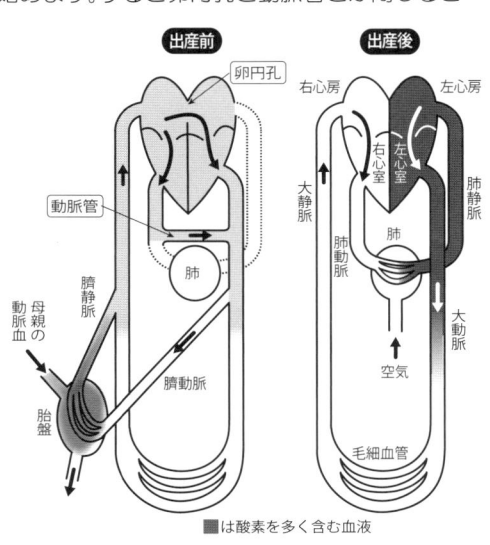

■は酸素を多く含む血液

って骨盤の孔を通れなくなるためです。未熟な脳が成熟して独り立ちするまで，親の養育がどうしても必要です。

　ちなみに，生まれてから3歳ぐらいまでの子を指す「みどりご（嬰児）」という言葉があります。この「みどり」は緑色の意味ではなく，「瑞々(みずみず)しさ」を表しています。瑞々しい髪の毛のことを「みどりの黒髪」と表現するのと同じです。成人の体の約60%は水分で出来ていますが，「みどりご」の時期は70%以上が水分といわれ，まさに「瑞々しい」からなのです。

5．赤ちゃんの動き

　いつか皆さんが母親になったとき，生まれたばかりの赤ちゃんが教えていないのに不思議な行動をとるのに気づきます。その行動の意味について知っていれば，赤ちゃんの動きがよりいとおしく感じられることでしょう。これは，父親にも知っておいてもらいたいことです。

　母親が抱いた赤ちゃんは，周りを見渡してから母親の目を見つめます。次に母親のお腹を這(は)いながら乳房にたどりつき，乳を吸い始めます。この行動は赤ちゃんに生まれつき備わったもので，「原始反射」と呼ばれます。「反射」とは，ある刺激に対して意思とは関係なく起こる行動のことです。脳が発達して自分の意思で行動するようになると，

原始反射は消えます。

　次に、いくつかの原始反射についてみていきましょう。

● **追いかけ反射**

　新生児の唇や口角に触れて刺激を与えると、新生児は刺激した側に頭を向け、口を開く反射です。新生児の口が母乳でパンパンに張った乳房に触れれば、自然と乳房の方に顔を向けることになります。

● **手掌把握反射**

　赤ちゃんの手のひらを刺激すると指を曲げて握ろうとする反射です。例えば、指を置くとその指を強く握ります。この反射は生後4～6か月で消失します。「追いかけ反射」とこの反射は、母親の乳房を探し当ててつかむのに役立っています。

● **吸啜反射**

　赤ちゃんが乳首を吸うと、舌が乳を搾り出すように自動的に動く反射です。指で口唇を刺激しても、指に吸いつきます。

● **モロー反射**

　大きな音がしたり、寝ている新生児を急に引き

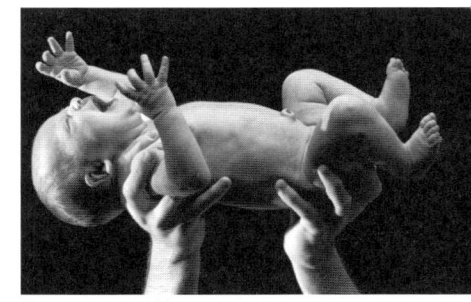

図5　モロー反射

上げたりすると，新生児は指を開いたまま両腕を広げ前に突き出します（図5）。2,3秒すると両腕を元の位置に戻し，手を握って泣き叫びます。「抱きつき反射」とも呼ばれる，この派手な動きをする反射は，生後4か月ほどで消失します。両腕を開いてから手を握るのは，サルの仔が母サルの毛をつかんで抱きつく行動がヒトにも残ったものだと考えられています。毛のなくなったヒトでは，その意味はなくなりましたが，泣き叫ぶことは親の注意を引くので，母親はとっさに赤ちゃんを抱いてあやすことになります。

● バビンスキー反射

足裏を棒でこすると，足の親指が反り返り，他の4本の指は外側に開くという反射です（図6）。この反射は，サルが木に登るときに役に立っていた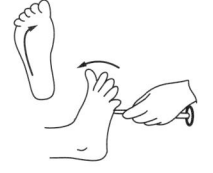ものがヒトに残ったと考えられています。2歳までに消失する反射ですが，脳卒中による後遺症で麻痺が起こった成人に再出現することで有名です。

なお，モロー（Moro）もバビンスキー（Babinski）も，その反射を発見した人の名前です。

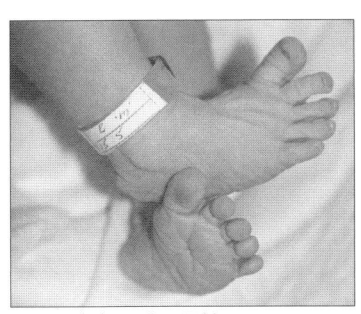
図6　バビンスキー反射

コラム③　出産の立会人

　かつて出産に立ち会うのは産婆さんだけで，男はその場面から排除されていました。現在は，夫が産室に入れるようになっています。

　アメリカでは1970年代に夫の立会いが普通になったのですが，夫が産室にいてもお産をスムーズにさせる効果は無いことがわかり，最近は妻の母，姉の立会いが良い，ということになったそうです。

　出産シーンはきれいなものではありません。夫が出産に立ち会うべきかどうか，にはいろいろな意見があるようです。立ち会うかどうかは，産科医の説明を受けた後，夫婦でよく考えることにしましょう。

第2章
男女の違い

　今は男女平等の時代です。しかし男女の体の造りや働きが異なるのは当然のことです。男女が体の構造の違いだけでなく行動の違いをもよく知っておけば，男女が互いによりよく理解しあえることになります。

　男女の違いのおおもとは，遺伝子の違いにあります。その違いはわずかなものなのですが，それが男女の行動の違いにまで影響を与えます。このメカニズムを知っておくことも，きっと生活の上で役に立つでしょう。

1. 染色体と遺伝子

　動植物は多数の細胞から成り立っていて，人間は約60兆個の細胞で出来ています。その一つ一つの細胞の核の中には46本の「染色体」と呼ばれる，ヒモ状の構造が存在します。この染色体の上には遺伝情報を担う遺伝子が載っ

ていて，その数は人間では全部で約2万2千種類と言われています。46本の染色体は，よく似た染色体を1対とする22対の常染色体と，1対の性染色体とに分けられます。常染色体は長さの順に第1から第22染色体までであり，精子でも卵子でも同じ番号の染色体はほぼ同じ形をしています。これに対して性染色体は，女性では両方ともX染色体の2本ですが，男性ではX染色体とY染色体とから成ります（図7）。

　染色体が2本ずつあるということは，同じ遺伝子も2個ずつあるということで，たとえ一つの遺伝子に欠陥があっても，もう一つの遺伝子が正常ならば体には異常が出ないようになっています。つまり各遺伝子を二重にすることで，個体の機能を正常に保っているのです。

2．男女の性はどう決まるのか？

　精子は精巣（睾丸）の中で，卵子は卵巣の中で作られますが，減数分裂という過程を経て，精子と卵子それぞれの染色体の数は半分の23本になっています。すなわち，精子では22本の常染色体と1本のXまたはYの性染色体，卵子では22本の常染色体と1本のX性染色体です。

　23本の染色体を持つ父親の精子と，これも23本の染色体を持つ母親の卵子が合体すると，染色体の数は23本

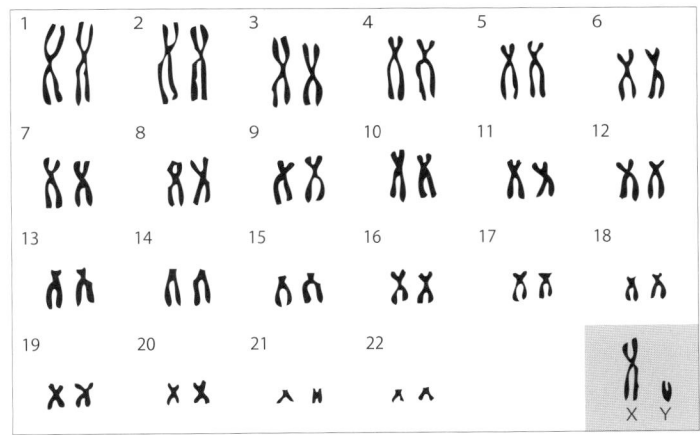

図7　ヒト染色体

＋23本で46本になります。この1個の受精卵が細胞分裂を繰り返し，数十兆個までに増殖して，一人の人間が生まれるのです。とても神秘的な過程です。

受精した精子がXの性染色体を持った精子なら，22対常染色体＋XXの性染色体となって女性となり，Yの性染色体を

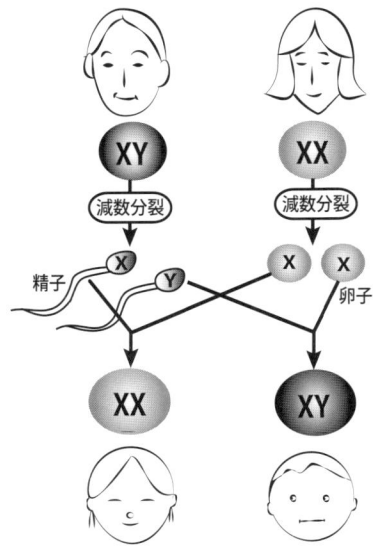

図8　性染色体と性の決定

第2章　男女の違い　25

持った精子なら，22対常染色体＋XYの性染色体となって男性になります（図8）。したがって，男女間の染色体の違いは，全46本のうちのわずか1本の性染色体X，Yにあります。この性染色体についてはあとで説明しますが，ここではY染色体はX染色体より短いことだけ頭に入れておいてください。

　X染色体の上には1,098個の遺伝子があります。一部は女性を作るのに働く遺伝子ですが，それ以外にヒトとして重要な免疫に関係する遺伝子（複数），血液凝固に必要な蛋白質を作る遺伝子，筋肉蛋白質ジストロフィンを作る遺伝子，色覚異常に関係する遺伝子などがあります。一方，Y染色体には78個の遺伝子があり，そのほとんどが男性を作る遺伝子です。

　男性の性染色体はXYであることは前に述べましたが，Y染色体上には「（男）性決定遺伝子（SRY：Sex-determining Region Y）」があり，この遺伝子が未分化の生殖腺（精巣や卵巣のもと）を精巣に分化させる働きを持っています。

　精巣からは男性ホルモン（アンドロゲン）が分泌されるので，そのホルモンが全身に作用してXYを持つ人は男性になります。

　一方XXを持つ人はSRYがないので未分化生殖腺は卵巣に分化し，そこから女性ホルモン（エストロゲン）が分泌されて女性になります。

3. 弱いのは女，それとも男？

　前述のように，X染色体上にはヒトにとって重要な遺伝子がたくさんありますが，その遺伝子に欠陥があっても，Xの染色体が2本ある女性では，もう一つの遺伝子が正常であれば欠陥遺伝子をカバーしてくれます。ところが男性ではX染色体が1本しかないので，その上にある遺伝子に欠陥があると病気になります（図9）。これが男性で血友病，色覚異常，筋ジストロフィーなどの遺伝病が起こりやすい理由です。これらの病気は「X染色体連鎖劣性遺伝病」と呼ばれます。女性でも同じ遺伝子の二つともに欠陥があれば病気になりますが，その確率は男性に比べてはるかに低いのです。

　免疫力に関連する遺伝子も女性は男性の2倍持っています。ですから，女性の方が高齢になっても癌になりにくく，また肺炎などの感染症にも罹りにくく，長生きします。

　図10は，主要死因別死亡率の推移を男女別に示したグラフです。あらゆる死因での死亡

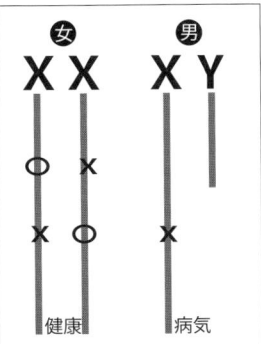

ある遺伝子に欠陥がある場合男(XY)では病気になるが，女(XX)ではもう一つの遺伝子が正常であれば病気になりにくい。

図9　女性はより完全なヒト

第2章　男女の違い　27

率が，男性より女性で低いことが分かります。女性ホルモンが脳に作用して，女性特有の行動をとることは後で述べますが，自殺も不慮の事故死も女性では少なくなっています。女性は命を失うような行動を本能的に避けるのでしょう。

図11は，悪性新生物（癌）の死亡率の推移を部位別・男女別で比較したものです。癌全体でみると女性は男性の約2分

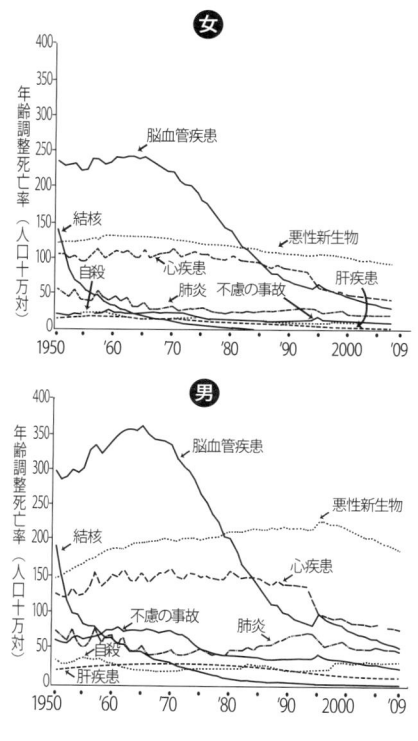

図10 主な死因別にみた死亡率の推移
（厚生労働省「人口動態統計」）

の1ですが，肺癌では約4分の1，食道癌では約7分の1と低くなっています。これも男女の行動の違いからくることで，肺癌発生に寄与する喫煙者の割合が女性で小さいこと，食道癌発生に寄与する飲酒量が女性では少ないことと関係していると考えられます。

28

また図11からは、種々の癌での死亡率が近年増加していることも分かります。高齢になればなるほど罹りやすくなる病気はたくさんありますが、その典型が癌です（ただし子宮頸癌と乳癌は若いときに罹る）。現在は人口の高齢化により、死亡数は癌によるものが最大になりました。

　なお、図10と図11とでは縦軸の死亡率の表し方が異なるので、注意してください。過去と現在の死亡率を比較するためには、人口構成を過去と現在とで同じになるよう調整して死亡率を計算し直さなければなりません。なぜなら、現在は過去に比べて老人の割合が高いので、単純

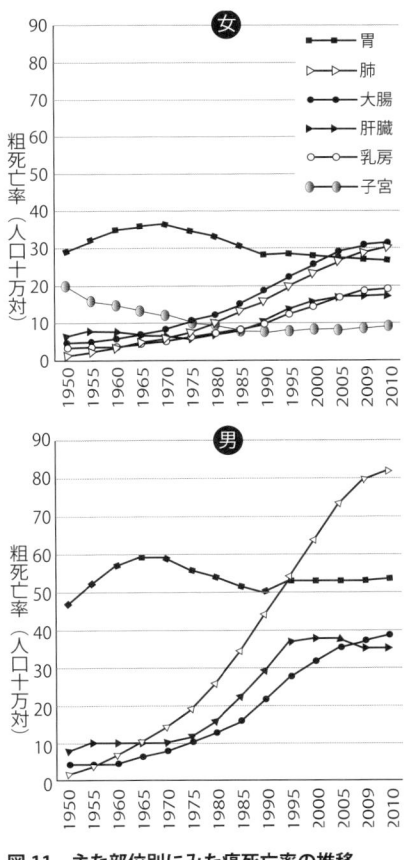

図11　主な部位別にみた癌死亡率の推移
（厚生労働省「人口動態統計」）

に死亡率を計算すれば現在の方が過去より当然大きくなるからです。こうして計算し直した死亡率を「年齢調整死亡率」と呼び，図10に使われています。年齢調整死亡率で比較すると，多くの病気の死亡率は減少していることが分かります。

さまざまな病気による女性の死亡率が

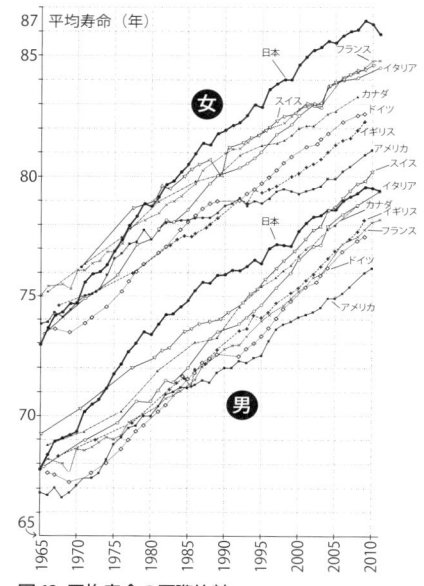

図12 平均寿命の国際比較（厚生統計協会「国民衛生の動向」）

低いことは，女性のほうが長生きすることを意味します。図12は，平均寿命の推移を男女別に見たものです。どの国でも，男性は女性より短命であることが分かります。日本人は急速に長寿になり，2010年では女性は世界第1位，男性はスイスについで第2位となっています。

平均寿命が40歳台であった頃，そのくらいの年齢までは男性の方が骨太で筋力も強く，体力があり，社会は男性が仕切って当然だったでしょう。「男尊女卑」が当たり前で，女性の地位は低かったわけです。ところが多くの人が

長生きできるようになった現代では,高齢になれば女性の方が病気になる確率は低く,より長生きします。長寿社会においては相対的に「男の方が弱い」と言えるかもしれません。

4. 女性の行動の特徴とホルモン

1970年代に「ウーマンリブ」という女性解放運動が起こりました。男女は生まれながら同質であるが,女性は後天的に文化的差別を受けてきた結果その行動様式が決められ,男性より低い地位に置かれてきた,というのがその主張です。

最近では,男女の生物学的違いが分かってきて,その違いを認めた上での男女平等が言われているようです。では,女性と男性とではどこが根本的に異なるのでしょうか。

女性の平均的な脳の重さは1,150〜1,300gとされ,男性の平均1,300〜1,450gより1割ほど軽いのですが,神経細胞の数は同じで,そのぶん密に詰まっていると言えます。特定の体の働きを司っている脳の部位の大きさ,それらをつなぐ神経線維のネットワークも男女で差があります。例えば,右脳半球と左脳半球をつなぐ脳梁(のうりょう)と呼ばれる部分は,女性の方が太くなっています。こうした違いは既に出生前に生じています。

行動面でも，生まれたときから女児と男児は異なっています。それは胎児期に女性ホルモンと男性ホルモンが与える影響のためと考えられています。例えば，女性ホルモンのエストロゲンは，胎児の脳内にあるコミュニケーション・センターの発達を促します。そのため，女児は誕生後すぐに母親の目をのぞきこみ，アイコンタクトをとろうとします。幼児期には人形を抱いたりママゴト遊びをしたりしますが，それは人形に話しかけるためという解釈もあります。

　また女性は，生後の長い人生において，ホルモンによって行動が激変する時期を通過していくことになります。アメリカの女性精神科医ブリゼンディンは，女性の一生をホルモンの影響によって四つの時期に分け（図13），生まれた後に3回の行動変化が起こるとしています。

　第1の変化が起こる時期は，月経が始まるときです。月経は平均12歳ごろに始まりますが，月経が周期的に起こるようになるには数か月から数年かかります。また，月経が始まると約1か月の間に血中ホルモン量が周期的に大きく変動し，それに伴って気分も大きく変動します。

　女性ホルモンの一つであるエストロゲンの濃度が上昇しているときは頭が冴え，下降する月経前の約1週間は気分が落ち込むとされます。後者は「月経前症候群（PMS：Premenstrual Syndrome）」とも呼ばれ，体には見える変化がな

いものの心の状態が大きく変わります（63頁参照）。それゆえ，この時期には大事な約束をしたり重要な予定を組んだりしないようにするのが生活の知恵です。そのためには，自分の月経周期をよく知っておくことが必要です。

　ちなみに，頭が冴えている時期には女性は男性の３倍しゃべるという説もあります。長電話をしたり，ケータイなどでメール交換を頻繁にしたりするのも，この時期のためかもしれません。また共学の中高校では，女どうしで秘密の話ができる場所の一つである女子トイレに集まりやすくなります。「トイレ行かない？」といって友人を誘うこ

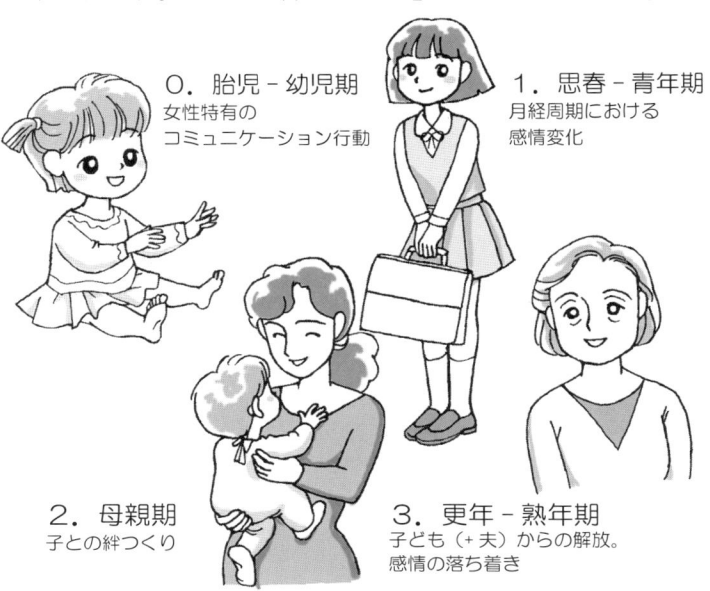

図13　ホルモンに影響される女性の一生

とが多いのもこのためでしょう。

　第2の変化が起こるのが母親期です。妊娠すると大量のエストロゲンが放出され、幸福感に満たされます。出産後にはプロラクチンというホルモンが出て乳汁分泌をうながし、母性を喚起して子育てに専念させます。妻としてよりも母親として、夫よりもわが子への関心が強まります。

　第3の変化が起こる時期は、月経が止まる50歳ごろの閉経期です。卵巣の機能が低下してエストロゲンが出なくなると、ホルモンのフィードバック機構によって脳から卵巣を刺激するホルモンが大量に放出されます。これが今までとは違った体調をもたらし、のぼせ、動悸、顔の紅潮などに悩まされることになります。こうした症状を「更年期障害」と言います。

　更年期障害を乗り切れば、あとは落ち着いた余裕のある時期となります。すでに子どもたちは独立していて、新たな人生を歩み始める人もいます。熟年期離婚で女性から別れ話を持ち出す例が多いのは、このためと言われています。平均寿命が世界一の日本人女性では、この熟年期が30年以上も続くことになります。

第3章
性感染症の予防

　性感染症とは，性行為によってうつる病気のことです。「性」が日常会話で言いにくい言葉であることから，医療関係者の間では STD(Sexually Transmitted Disease) という略称がよく使われます。若い人は自分の体を守るために，正確な知識を持っておく必要があります。

1．性感染症の特徴

　性感染症にはさまざまな種類があり，その病原体もさまざまですが，主なものは細菌とウイルスです。STD は感染症とはいってもインフルエンザなどとは違い，一人の患者から一度にたくさんの人に病原体を広げるのではなく，ゆっくりと広がっていくのが特徴です。人体の免疫力によって病原体が短期間で排除されてしまえば，病原体は次の人にうつらずに消失することになります。したがって，

STDの病原体は，自分自身が生き残るために人体内で長期間生き続けなければなりません。この持続性もSTD病原体に共通の特徴となっています。

　また，ほとんどのSTD病原体は体外に出ればすぐに壊れるという性質を持っています。だからこそ性行為という直接接触のみでうつるのですが，クラミジアという細菌の一種（性器クラミジア感染症を起こす）やパピローマウイルス（尖圭コンジローマや子宮頸癌(けいがん)を起こす）は例外であり，体外でも病原体が壊れにくいので，手などを介して性器から性器へうつることがあります。

●女性の方が感染しやすい理由

　STDは女性の方が男性より感染しやすいという特徴もあります。例えば，淋菌(りんきん)感染症や性器クラミジア感染症の

> **コラム④　STDとSTI**
>
> 　最近はSTI（Sexually Transmitted Infection：性感染）という言葉も使われるようになっています。STIとは，感染が起こっていても病気を起こしていない状態も含みます。例えば，エイズ（AIDS：後天性免疫不全症候群）は，ヒト免疫不全ウイルス（HIV）の感染によって免疫不全症状が発現した状態を言いますが，症状が出るまでの潜伏期は平均約10年と長く，症状が出るまでの期間はSTDではなくSTIということになります。このことは承知の上で，本書ではSTDに統一しています。

```
◆伝播性                              不等号は,起こりやすさの
  感染しやすさ      女＞男           比較。（　）内は病原体。
  感染させやすさ    女≒男
  症状の出やすさ    女＜男

◆合併症
  骨盤内感染        女＞男（淋菌,クラミジア）
  不妊症(卵管閉塞)  女＞男（淋菌,クラミジア）
  性器癌発生        女＞男（HPV）
  母子感染          女のみ（HIV,梅毒トレポネーマ）
```

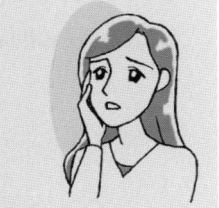

表1　性感染症における性差

場合，女性が感染する場所は腟から子宮，卵管というように，体内の奥にまでわたる広い場所です。しかし男性が感染する場所は尿道の中という狭い場所に限られ，さらに尿によって病原体が排出されやすく，体内の奥にまでは届きにくくなっています。免疫力は女性の方が強いのですが，このように感染する場所の解剖学的構造の違いのため，女性の方が感染しやすくなっているのです。

　さらに，男性は尿道での炎症による痛みが強いため，すぐに医療機関で治療を受けることが多いのに対し，女性では痛みを感じないなど自覚症状が少ないために感染を放置することが多いのも，女性の方に感染者数が多い理由と考えられています。

　性感染症における男女差を表1に整理しました。

2. 性感染症の予防と治療

　感染症の対策は，病気になってからの治療よりも病気になる前の予防が重要なのは当然のことです。とくにウイルス性のSTDでは，感染がずっと持続するものが多く，かつ抗生物質が効かないので，予防がとくに重要になります。

　予防の方法としては，コンドームの使用が基本です。ただし，コンドームで覆われていない部分が接触して病原体がうつる場合がないわけではありません。こうしたことを考えると，コンドームは予防の基本であっても，万全とは

疾患名	感染様式	性器病変	潜伏期	病原体	コンドーム有効性	ワクチン
エイズ	慢性全身	−	平均10年	ウイルス	＋＋	−
子宮頸癌	発癌	＋	10〜40年	ウイルス	＋	＋
B型肝炎	急性全身	−		ウイルス	＋＋	＋
性器ヘルペス	局所再発	＋		ウイルス	＋	−
梅毒	慢性全身	＋		細菌	＋＋	−
淋菌感染症	急性局所	＋		細菌	＋	−
クラミジア感染症	急性局所	＋		細菌	＋	−

＋−の記号は、「性器病変」においては「認められる」「認められない」を、「コンドーム有効性」と「ワクチン」においては「有効」「無効」を表す。「コンドーム有効性」の＋＋はコンドームで完全に予防できることを、＋はコンドームで覆われた部位以外を介しても感染が起こりうることを表す。

表2　主な性感染症（STD）

言い切れません。予防のためのワクチンも，B型肝炎ウイルスと子宮頸癌ウイルスに対するものだけであり，細菌によるSTDに対するものはありません。

　ここでまず，細菌とウイルスの違いを理解しておきましょう。通常の細菌は人体内の細胞と細胞の間で増殖して病気を起こします。細菌の増殖を抑える治療薬としては抗生物質(こうせい)が有効です。一方，ウイルスは細胞の中で増殖し，抗生物質は効きません。ウイルスの種類それぞれに抗ウイルス薬が開発されていますが，ウイルスの増殖を抑えることはできても，細胞内で生き残るウイルスを完全に排除する薬はまだありません。

　主な性感染症とその特徴を整理すると，表2のようになります。なお，子宮頸癌(けいがん)については第5章で説明します。

3．細菌によるSTD

　淋菌感染症やクラミジア感染症の特徴は前に述べましたが，これらの病原体には抗生物質への耐性が生じていて，抗生物質が効かない場合もあります。この二つのSTDの後遺症として卵管が塞(ふさ)がってしまう「卵管閉塞(へいそく)」という症状があり，この状態になると卵子や精子が卵管を通過できないので不妊(ふにん)の原因となります。

　また細菌によるSTDでは，はしか(麻疹(ましん))などと違って，

一度罹(かか)ったとしても免疫になることはなく,感染している人と性交渉をもてば再び感染する可能性があります。すなわち,治療が終わっても性交渉の相手から再び病原体をもらうことがあるため,治療はその相手も一緒に受けることが必要です(コラム⑤参照)。

また,妊婦がクラミジアに感染しているときには,新生児が産道を通過するときに感染して,結膜炎や肺炎を起こすことがあります。

梅毒(ばいどく)は,細菌感染症の中では珍しく全身感染,かつ慢性の感染が起こる病気です。抗生物質のペニシリンは現在でも有効です。慢性感染が続くと心臓血管梅毒,神経梅毒になりますが,現在ではペニシリンによる治療を受けるので稀(まれ)になっています。妊婦が感染すると,病原体は胎盤を通過して胎児に先天梅毒を起こします。

コラム⑤ ピンポン感染

　性感染症に感染したことを「恥ずかしい」と感じ,誰にも相談せずに一人で医療機関に行って治療する人が少なくありません。そのため,「誰から感染したのか」ということが抜け落ちてしまい,せっかく治っても,また感染している相手から病原体をうつされてしまうことになります。これを俗に「ピンポン感染」と言います。ピンポン(卓球)のように,病原体をパートナーとやりとりし続けてしまい,いつまでたっても感染が断ち切れないのです。治療は必ずパートナーと一緒に受けましょう。

4．ウイルスによる STD

●性器ヘルペス

　単純ヘルペスウイルスには1型と2型がありますが，性器ヘルペスは主として2型によって起こります。1型ウイルスは子どもの時期に飛沫でうつり，ウイルスは脳の三叉神経節という部位の中で潜伏しますが，ときどき活性化して唇の近くに疱疹を作ります。これが「口唇ヘルペス」です。これに対し2型ウイルスは，思春期以降の性的接触によって性器局所に感染を起こし，下半身の仙髄神経節で潜伏します。

　1型と2型ウイルスは似ているので，小さいときに1型の感染を受けた人が成長して2型の感染を受けても，1型の免疫が働いて症状は軽くすみます。しかし，最近は子どもどうしでの1型ウイルス感染が減少し，大人になって初めて2型ウイルスに感染する例が増えています。この場合，1型ウイルスによる免疫がないので，性器局所に水疱や潰瘍による痛みが強く出ます。女性では排尿困難や歩行困難で入院が必要な場合もありますが，命には別状ありません。

　潜伏したウイルスが再発感染を起こした場合は，初回感染時より軽い症状ですみます。再発の頻度は1型ウイルスよりも高く，毎月1回から毎年1〜2回とさまざまで

す。なお，年齢が高くなるにつれて再発の回数は減ってくるのが普通です。

● B型肝炎

小児期にB型肝炎ウイルスに感染すると，ウイルスは肝細胞で生涯作り続けられ（「持続感染」と言います），血液中に出てきます。昔はウイルス保有者（キャリヤー）の母親から子どもに母子感染が起こり，ウイルスは生き延びてきました。現在では，ウイルス保有者の母親から生まれた子どもに対してワクチン接種をするようになっています。その結果母子感染は減り，ウイルスもいずれは消え失せる傾向にあります。

成人では，B型肝炎ウイルス保有者との性的接触で感染することがあります。小児期と違って持続感染は起こりにくく，一過性の感染で終わり，慢性肝炎にはなりません。

しかし最近厄介なことに，成人でも持続感染を起こすウイルスが出現してきました。俗に「欧米型」ウイルスと言われるものです。持続感染を起こすウイルスである場合には成人間でウイルスが広がるので，今後はこの型が生き残っていくと考えられています。

感染予防にはコンドームが有効です。B型肝炎ワクチンも有効ですので，このワクチンを小児期に国民全員に接種しておく，という案がいま議論されています。

● HIV・エイズ

　STDの中ではHIV（Human Immunodeficiency Virus：ヒト免疫不全ウイルス）感染によるエイズ（AIDS：Acquired Immune Deficiency Syndrome：後天性免疫不全症候群）が最も恐ろしい病気です。HIV感染の特徴は、HIVが免疫を司るリンパ球で増殖する結果、最終的には全身の免疫機能が低下し、さまざまな感染症が起こって死に至ることです。

　人体には多種類の微生物がいますが、免疫が働いているので、通常は病気を起こさずに人と共存しています。HIV感染で免疫機能が大きく低下すると、この微生物が大量に増殖して肺炎、脳炎、腸炎、網膜炎などの病気を起こします。このように、人体の免疫力が強いときは静かにしている微生物が、免疫機能が落ちたときに天下を取ることを「日和見感染」と言います。

　HIV感染は潜伏期が長く、性感染症とはいえ感染しても性器に変化はなく、自覚症状もほとんどありません。そのため、本人も性的パートナーも感染に気づかないまま性的接触によって感染が広がってしまう可能性があります。

　感染の有無を知るためには、血液中のHIV抗体を調べる方法があります。この検査は、全国の保健所などで無料・匿名で行ってもらえます。感染が分かれば抗HIV薬を毎日飲み、ウイルス増殖を抑えて免疫不全に進まないようにします。しかし、HIVを体内から完全に排除する薬はまだ

開発されていないため，薬を一生飲み続けなくてはなりません。

　また，HIVのワクチンはまだ開発されていないので，感染を予防するには，相手にHIV感染の可能性がある場合，性交をしないか，性交時にコンドームを使用するしかありません。

第4章
避妊と人工妊娠中絶

　性に関する話題は，日常の会話ではばかられることです。しかし妊娠するのは女性であり，望まない妊娠やそれに伴う人工妊娠中絶を避けるためにも，女性は正確な妊娠・避妊の知識を持っておかなければなりません。

1．オギノ学説

　妊娠には，卵子が精子と結合する受精が必要です。そして，受精のためには排卵が起こっていることが前提です。排卵後の卵子の寿命が1日以内なので，妊娠を望むなら排卵のタイミングに合わせて性交することが必要です。逆に言えば，そのときに性交をしなければ避妊ができるということになります。

　よって，妊娠するにしても避妊するにしても，なるべく正確な排卵日を知る必要がありますが，排卵があってもそ

れを自覚できないため,排卵日を確定することはできません。そこで,自覚ができる月経の日から排卵日を推定することが考えられましたが,20世紀前半までは,研究者の間で意見の違いがあり混乱を来していました。それを解決したのが日本の産婦人科医・荻野久作博士(1882～1975)です。

コラム⑥　排卵と月経の仕組み

　胎児期に卵巣の中に出来た卵(卵母細胞)1個ずつが別の細胞に囲まれて,卵胞と呼ばれる構造になっています。思春期になると毎月1個の卵胞が成熟して大きな卵胞になります。卵を囲む細胞が脳の下垂体から分泌される卵胞刺激ホルモンによって刺激を受けて増殖するのです。この卵胞からはエストロゲンというステロイドホルモンが分泌されます。次に下垂体から黄体形成ホルモンが分泌されると,その刺激によって卵胞が破裂して卵子が卵巣から卵管に出ます。これが排卵です(図14,54頁コラム⑦参照)。

　排卵が起こった後の卵胞は黄体に変化し,その黄体からはエストロゲンとプロゲステロンの2種類のホルモンが分泌されます。エストロゲンは子宮内膜の細胞を増殖させるので,子宮内膜は厚くなります。プロゲステロンは厚くなった粘膜が剥がれないように維持する役目をします。排卵が起こったときに精子が卵管に存在すれば受精が起こり,その受精卵は卵管を下って厚くなった子宮内膜に着床します(第6章参照)。これが妊娠の始まりです。受精が起こらなかった場合,黄体は約2週間で消失します。すると,プロゲステロンがなくなるために子宮粘膜は剥がれて出血が起こります。これが月経です。

ⓐ ホルモンの動き

頭が冴える,多弁　　　　　　　　　月経前症候群

エストロゲン　　　プロゲステロン

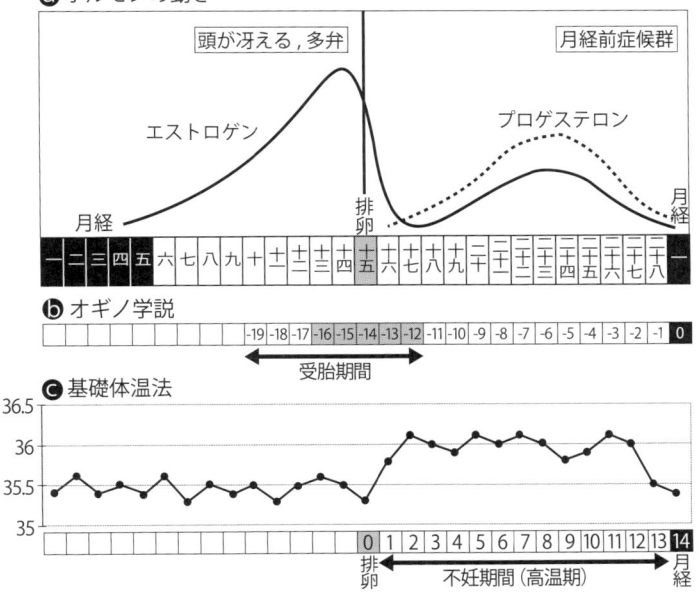

月経　　　　　　　排卵　　　　　　　　　　　　　月経

一二三四五六七八九十十十十十十十十十十二二二二二二二二二二
　　　　　　　　一二三四五六七八九十一二三四五六七八

ⓑ オギノ学説

-19 -18 -17 -16 -15 -14 -13 -12 -11 -10 -9 -8 -7 -6 -5 -4 -3 -2 -1 0

　　　　　　　　受胎期間

ⓒ 基礎体温法

0 1 2 3 4 5 6 7 8 9 10 11 12 13 14
排卵　　　不妊期間(高温期)　　月経

図14　月経周期と排卵日

　「月経周期の個人差は大きいが,排卵日から月経が起こるまでの期間は 12～16 日(平均 14 日)である」というのが荻野博士の説で,いわゆる「オギノ学説」と呼ばれるものです。この説のポイントは,排卵の結果が月経であり,排卵によって生じる黄体(コラム⑥参照)の寿命は月経周期の長さにかかわらず平均 14 日であることです。

　避妊の目的で,この学説を応用したのが「オギノ式避妊法」(「カレンダー法」とも言う)です。例えば月経周期が 28

第 4 章　避妊と人工妊娠中絶　47

日の女性であれば、排卵は前回月経の初日から起算して十五日の辺りで起こり、30日周期の女性では十七日近辺になります。これが受精の確率の最も高い時期です。排卵後の卵子の寿命は1日以内、射精された精子の寿命は約3日間であることを考慮すると、次回月経前12〜19日の8日間が受精可能期間になるので、この期間中の性交を避ける、というものです（図14ｂ）。

　しかし、これはあくまで予測であり、月経周期（つまり排卵の周期）は同一人でも変動するので、次の月経がいつ来るかを正確に予測することはできません。事実、「オギノ式」を過大評価することで避妊に失敗することも多くあり、荻野博士自身も、オギノ式は子どもが欲しい人にとっての受胎のためのものであり、避妊を目的とするものではないとして、この避妊法を勧めてはいません。

　博士が勧めた避妊法は、「オギノ学説」と「基礎体温測定」とを組み合わせた方法です。体温は食事や運動などによって変動しますが、こうした変動要素を除いた体温のことを「基礎体温」と言い、これを一定期間継続して測ることで、ホルモンの分泌によって生じる微妙な体温変化をとらえることができます。基礎体温を測るのは睡眠中がよいのですがそれは困難なので、朝目覚めたときに寝たまま舌の下に「基礎体温計」を入れて測ります。基礎体温計は排卵の時期を微妙な体温変化から読み取るため、0.05℃単位で測

れるようになっています。

　卵巣内の卵胞から卵子が放出されると，卵胞は黄体に変化し，そこからプロゲステロン（黄体ホルモン）が分泌されます。プロゲステロンは受精卵の着床や妊娠の維持にかかわるホルモンで，これが体温を0.3〜0.5°C上昇させます。プロゲステロンは排卵後に分泌されるホルモンであるため，体温の上昇は排卵があったことの証拠になるのです。基礎体温を毎日測ってグラフにすることを数か月続けると，排卵の翌日または翌々日に体温が上昇しているのがよく分かり，それで排卵日が特定できるようになります（図14 c ）。

　排卵日が分かれば，不妊期間（図14C参照）が分かるだけでなく，排卵日から約14日後が次の月経が始まる日となるので，月経前症候群（PMS）が起こりやすい日も予測できます。

　ただし，排卵日は体温上昇があって初めて特定できることであり，低温期に前もって排卵日を知ることはできません。避妊をより確実にしたいなら，時期を問わず男性に必ずコンドームを使ってもらうことです。これは性感染症予防の観点からも大切なことです。

2．日本人のコンドーム文化

　日本はコンドーム大国で，コンドームが避妊に使われる率は世界最高水準です。第二次世界大戦中に兵士の性感染症（STD）予防に使われたのが普及の始まりで，戦後の産児制限運動（敗戦後の食糧危機と失業者問題を背景に，受胎調節や人工妊娠中絶などで人口増加を抑制しようとした）のときに，避妊用の衛生用品として一般的になりました（89頁コラム⑭参照）。

　コンドームはSTD予防にも避妊にも有効なものです。一般的なコンドームは男性が使うものですが，女性用コンドームもあります。ただし，これは高価で使い勝手も悪いため，ほとんど普及していません。

　内閣府の「少子化に関する国際意識調査」（2005年秋）によれば，「避妊は男性・女性のどちらが主体的に取り組むのか」を日本，韓国，アメリカ，フランス，スウェーデンの5か国の成人（各国約1000人，男女ほぼ半数ずつ）に尋ねたところ，日本人の73％が「男性が主体的に避妊を行う」と答えたのに対し，同じ回答をしたアメリカ人は28％，フランス人では10％に過ぎませんでした。反対に「女性が主体的に避妊を行う」という回答は，フランス人では79％，アメリカ人では57％，日本人は16％でした。日本では，男性が避妊の責任を負うのが当然と考えられている

のが分かります。

　女性への思いやりとして男性が面倒なコンドームを使っていると考えれば，この日本の文化は女性にとってありがたいことと言えますが，避妊を男性任せにするだけではなく，女性は自分自身のこととして正しく理解しておく必要があります。

3．経口避妊薬「ピル」

　女性が主体的に避妊に使うものとして，経口避妊薬（以下「ピル」と言う）があります。日本では 1999 年に認可されました。ピルは薬局や薬店で買える薬（一般用医薬品）ではなく，産婦人科で処方してもらう薬（医療用医薬品）です。ピルの処方は「自由診療」になるため保険は適用されず，費用は全額自己負担になります。

　ピルの利点は，きちんと服用すれば確実な避妊が可能になるほか，月経周期が規則正しくなったり，月経痛が緩和されたりすることなどがあげられます。欠点としては，飲み忘れると避妊に失敗するほか，薬に含まれるエストロゲンというホルモンによって，乳癌の発生率が若干上昇することがあげられます（第5章参照）。

●ピルの仕組み

　ピルは，エストロゲンとプロゲステロン様物質の2種のステロイドホルモンを混合した薬であり，直径5mmくらいの錠剤が一般的です。この二つのホルモンは，排卵と月経を司るホルモンであり（コラム⑦参照），プロゲステロンが排卵を起こさないようにすることで，避妊を可能にしています。

　ピルは，その服用のしかたに二つのタイプがあります。一つは，3週間毎日1錠ずつ飲み，次の1週間は飲まないという「21日型」であり，もう一つは，飲み忘れを防ぐために，同じ形をしているが薬効成分の入っていない偽薬を1週間飲む「28日型」です。

　どちらのタイプも最初の3週間はピルに含まれるエストロゲンの作用で子宮内膜が増殖して厚くなり，プロゲステロンがその子宮内膜を子宮本体から剥がれないように維持します。

　これは妊娠しているのと同じ状態であり，当然排卵は抑えられます。次の1週間は薬の成分であるホルモンを取り入れないので，プロゲステロンが血中からなくなり，子宮内膜がはがれて通常よりは少ない出血が起こります。これはピルに含まれるホルモンを取り入れないことで起こる出血なので，「月経」とは呼ばずに「消退出血」と言います。いわば"偽"の月経です。この1週間後に再びピルを服用

してプロゲステロンを取り入れるので,排卵は起こらず,ずっと避妊が可能になるのです。

●緊急避妊用ピル

2011年には,緊急避妊用のピルが認可されました。俗に「モーニングアフター・ピル」と言われるもので,性交後72時間以内に1回2錠を飲むことで避妊ができるピルです(商品名は「ノルレボ錠」)。コンドームの不使用や破損といった避妊が不確実な場合や,強姦の被害にあったときなど,望まない妊娠を避けるために服用します。

この薬は強いプロゲステロンの作用を持ち,排卵前であればこの薬によって排卵が抑制されて避妊が可能になります。排卵後あるいは受精後であっても,プロゲステロンの作用が急激に上昇した後で急激に低下するので,消退出血が起こります。子宮内膜が体外に排出されるため受精卵は着床できなくなり,避妊が可能となるのです。

緊急に避妊しなければならない必要が生じたら,産婦人科医を受診し,処方してもらうことができます。使用後に消退出血が起こることを確認します。

緊急避妊用ピルはあくまで緊急避妊の用途に向けて作られているため,事前に用意しておいて通常のピルの代用にすることはできません。また,緊急避妊ピルを飲んだ後で無防備な性交をした場合にも,避妊にはなりません。

コラム⑦　生殖関連ホルモンのネットワーク

　生殖に関連するホルモンには多くの種類があって，お互いの作用がネットワークを作っています。なかなか複雑ですが，図で説明しましょう。

　脳の視床下部から性腺刺激ホルモン放出ホルモン（①）が分泌されると，それが下垂体を刺激してそこから卵胞刺激ホルモン（②）（性腺刺激ホルモン1）を放出させます。②は卵巣の中の卵胞1個を成熟させ，そこからエストロゲン（卵胞ホルモン）（③）が分泌されます。③は子宮内膜を増殖させると同時に視床下部をも刺激します。脳で①②の量が増えると卵胞をさらに刺激して③が増えるので，これをポジティブ・フィードバックと言います。

　この量がある値に達すると下垂体からは黄体形成ホルモン（④）（性腺刺激ホルモン2）が分泌され，卵胞から排卵を起こさせます。卵胞は黄体に変化し，黄体は約2週間，プロゲステロン（黄体ホルモン）（⑤）を分泌します。⑤は増殖した子宮内膜が剥がれないように維持すると同時に視床下部に働いて①の分泌を抑制します（これをネガティブ・フィードバックと呼びます）。すると，②の分泌が止まるので，次の卵胞の成熟が起こりません。この状態が約2週間続きます。黄体の寿命が尽きて⑤が出なくなると，子宮内膜が剥がれて月経が起こります。視床下部は⑤による抑制が消えるので，再び①を作りだし，次の月経サイクルが始まります。

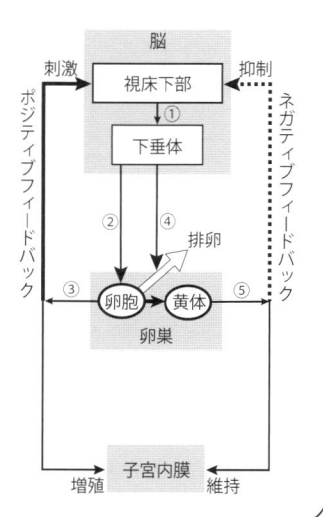

なお，緊急避妊には中用量ピル（「プラノバール錠」）2錠を1回飲み，その12時間後にもう1回飲むやり方もあります（「ヤッペ法」）。この方法の特徴は安価なことです。

4．人工妊娠中絶

どうしても妊娠を中絶しなくてはならない場合があります。日本では法律（母体保護法）で，妊娠22週未満までは人工妊娠中絶が認められています。人工妊娠中絶は，ふつう妊娠12週未満までは外科的に子宮内容を掻(か)きとる搔爬(そうは)手術によって行われます。妊娠12週以降は陣痛を誘発してお産のようにして行います。出産を経験していない人が中絶をすると，妊娠しにくくなったり心に傷が残ったりすることが指摘されています。

厚生労働省の統計によると，2009年の人工妊娠中絶届出総数は約23万件で，総数としては近年減少傾向にあり

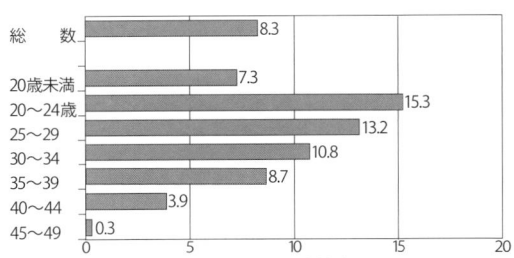

区分	実施率
総数	8.3
20歳未満	7.3
20〜24歳	15.3
25〜29	13.2
30〜34	10.8
35〜39	8.7
40〜44	3.9
45〜49	0.3

図15　年齢別にみた人工妊娠中絶実施率（厚生労働省「保健統計」2009年）

ます。実施率（その群の女子人口千人当たりの数）を年齢群別に見ると，いちばん高いのは 20〜24 歳群の 15.3 で，20 歳未満群では 7.3 でした（図 15）。

　産児制限が推奨されていた 1955 年（昭和 30）の中絶届出数は約 117 万件あり，当時の日本は「中絶大国」と言われていたのですが，現在の実施率は他国より低くなっています。10 代の中絶実施率を他国と比較すると，日本はフランスの 1.8 分の 1，英国の 2.7 分の 1，スウェーデンの 2.9 分の 1 です（図 16）。これらの国では避妊方法としてコンドームよりピルが普及しているので，人工妊娠中絶率の高さは，10 代の女性にとってピルを毎日飲むことの難しさを示しているのかもしれません。

　日本が中絶大国と言われていたとき，荻野博士は「オギノ式乱用者に告ぐ」と題した文章を発表しています。そこ

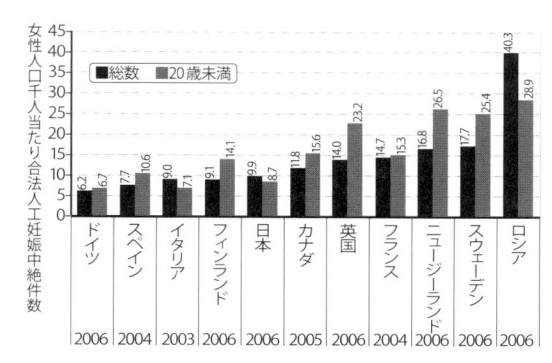

図 16　人工妊娠中絶の国際比較　　（本川裕「社会実情データ図録 2247」）

には次のように，男性に対する訴えがあります。

「避妊に失敗して，人工流産の道を選ぶ心ない男女が多いことを一体どう考えたらいいのだろうか。　どうしても言っておきたいことがある。それは，世の男性諸君がもっと真剣に，深刻に子供とは何であるかを考えるようになってほしい，ということである。子供を育てていく自信があったら，親の誇りと責任に於いてすばらしい子供を生むように夫婦で協力する。もし，子供を生むのはまだ無理だと考えるなら，そんな自信が湧いてくるまで，妊娠しないように慎重な配慮をするのが当然である。」

(「オギノ式乱用者に告ぐ」文藝春秋1964年2月号より)

荻野博士は，受胎調節にオギノ学説と基礎体温測定とコンドームとを組み合わせて使うことを示唆しています。避妊は，男女が協力して行うものなのです。

第5章
女性特有の病気・症状

　第2章で，女性は男性より長生きすると言いましたが，女性に特有の病気や症状があります。それらは比較的若いときに起こるものです。それをうまく乗り切れば，健康で長生きができるのです。また，通常の癌は高齢になって罹患するものですが，子宮頸癌と乳癌とは比較的若いときに発生することを知っておいてください。

1．子宮頸癌
けいがん

　子宮頸癌は「癌」とはいえ，肺癌や大腸癌のように生活習慣が寄与するものではなく，HPV（ヒトパピローマウイルス）を保有している男性との性行為により，HPVが感染して起こる癌です。

　HPVには100以上の型がありますが，そのうちの16型，18型が主として子宮頸癌を起こす型であり，子宮頸

癌発症の約7割がこの型によるものと言われています。

　HPV感染の予防にはワクチンが有効であり，16型＋18型ワクチン接種が普及してきました。罹患した後ではワクチンが効かないので，性行動を始める前に免疫をつけておくために，10代前半の女子に接種が推奨されています。

　では，癌になったらどうすればよいのでしょうか。その答えは「早期発見，早期治療」です。日本では，20代後半から30代前半の女性に子宮頸癌の罹患率が増えているので，20歳以上の女性を対象に子宮頸癌の検診が行われています。子宮頸癌は早期発見しやすいので，発見された場合には外科手術で患部を除去して治療することができます。ちなみに検診方法は，子宮頸部からこすりとったものをスライドグラスに塗り付け，細胞を染色して顕微鏡で癌細胞を探すという簡単なものです。

2．乳癌

　日本では現在，乳癌で死亡する女性の数が増えています。第2章の図10（28頁）によると，女性の死因の第1位は悪性新生物（癌）であり，癌の部位別に見ると最も多いのが大腸癌です（29頁 図11）。

　この図では乳癌は第4位になっていますが，多くの癌では年齢が上がるにつれて罹患率および死亡率が高くなるの

に対し,乳癌は40代後半が一番高くなっています(図17,日本)。

　年齢を75歳未満に絞って,女性の年齢調整癌死亡率の推移を部位別に比較すると,増加傾向にあるのは乳癌だけであり,近年では乳癌の死亡率が一番高いことが分かります(図18)。日本で2000年ごろから始まったピンクリボン運動は,マンモグラフィーなどによる乳癌検診を呼びかけていますが,その背景にはこうした事実があるからです。今や乳癌こそが成人女性の健康の最大の敵,と言ってもよいでしょう。

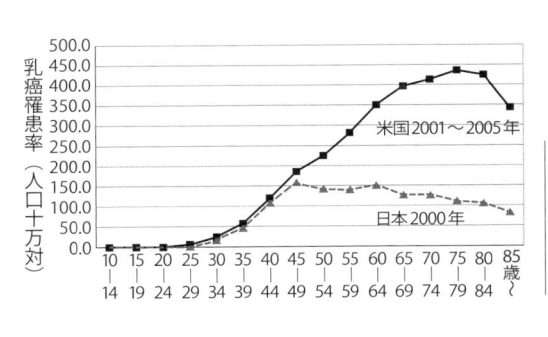

図17　乳癌の年齢別罹患率の日米比較
(日本:国立がん研究所がん情報センター,米国:National Cancer Institute)

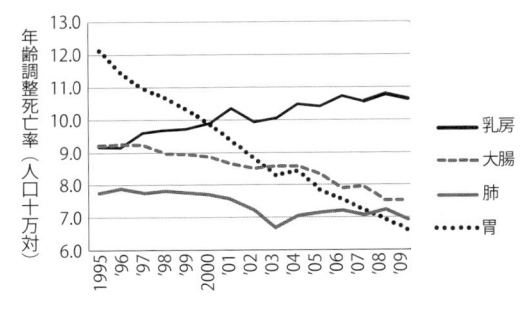

図18　75歳未満女性の癌死亡率の推移
(国立がん研究所がん情報センター)

第5章　女性特有の病気・症状

乳癌は体の表面に近いところに出来る癌なので，比較的早期に発見でき，早期治療が有効な癌とされています。とはいえ，乳癌になってから治療するのでなく，初めから乳癌にならないようにすることが何より重要であることは言うまでもありません。では，乳癌にならないようにするには，どうしたらよいのでしょうか。

　肺癌ならば禁煙をするというような予防方法が，乳癌に関してはまだありません。ただ，子どもを早く産んで授乳をした女性に乳癌発生率が低いという事実が知られています。そこで注目されたのが，授乳をするとその分泌量が減る関係にある，エストロゲンというホルモンでした。エストロゲンは乳腺の細胞を刺激して増殖させる作用があるので，授乳をしないとエストロゲンの量が増え，乳癌を起こしやすくするのではないか，と考えられています。また，東洋人は西洋人に比べて乳癌が少ないのですが，それは，東洋人が西洋人より大豆の摂取量が多く，その大豆に含まれるイソフラボンがエストロゲンの作用を抑えるからだと考えられています。

3．子宮内膜症

　月経に伴う苦痛はさまざまで個人差があります。症状としては，下腹部や腰の痛み，頭痛，眠気，肩こり，不安感

などの精神的な症状などがありますが、月経終了とともにそれらも消えていきます。

　月経困難を起こす原因の一つに子宮内膜症があります。この病気は、本来は子宮の内側にしか存在しない子宮内膜が子宮外の場所で増殖するものです。子宮内膜は月経時に剥がれて月経血として排出されますが、子宮外の卵巣、卵管、直腸、子宮外膜などで増殖した内膜組織は体内にとどまり、炎症を起こして激しい痛みを生じさせます。月経がある女性の約1割が子宮内膜症をもっていると言われています。月経時に日常生活に支障をきたすような場合には、医師の診断・治療を受けてください。

4．月経前症候群（PMS, Pre-menstrual Syndrome）

　月経の前にイライラしたり心が不安定になったりすることがあり、月経を迎えればその症状が消えるので、PMSと呼ばれます。症状の強さも人によりさまざまですが、女性の8割もが何らかのPMSを経験していると言われます。

　月経周期の中でのホルモンの動きは第4章図14（47頁）で説明しましたが、排卵後の「高温期」の後半にPMSが起こります。この時期ではプロゲステロンとエストロゲンとの二つのホルモンが分泌されています。前者の代謝産物が脳に働いてPMSを起こす、あるいは後者の血中濃度

が下がることで起こる，などと考えられています。

　自分の月経周期を知っておけばPMSの起こる時期を予測できるので，その時期には予定を入れないとか，重要な約束をしないとか，の対策を取ることができます。

コラム⑧　生涯の月経の回数

　先進工業国の人たちは，昔の狩猟採集の時代とはまったく違った生活をしています。そして工業化とともに生涯における月経の回数は大きく増えたと考えられています。下の表は，生涯の月経数が平均的な米国人では450回であるのに対し，狩猟採集民では160回というデータを紹介したものです。

　先進国では初潮の年齢が早くなり，閉経の年齢が遅くなったので，月経回数は多くなりました。さらに他の理由として，出産する子どもの数が少なくなり，かつ授乳期間が短くなったことがあげられます。通常，授乳期間中は妊娠しません。それは乳を作らせるホルモンであるプロラクチンが分泌され，そのホルモンは同時に排卵を抑制するからです。したがって，授乳期間が長かった昔の方が無月経の月が多かったのです。

　月経回数が多ければ子宮内膜症の患者さんにはつらいことになります。生涯を通してさらされるエストロゲンの総量も多いことになり，乳癌も発生しやすくなると考えられています。

	狩猟採集民	米国人女性
初潮年齢	16.1歳	12.5歳
閉経年齢	47歳	50.5歳
第一子出産年齢	19.5歳	26歳
出産後授乳期間	2.9年	0.25年
育った子どもの数	5人	1.8人
生涯の全授乳期間	17.1年	0.4年
生涯の排卵回数（月経数）	160回	450回

(Jones & Lopez 2006)

第6章
母胎の中の新しい命

　出産も神秘的なことですが，子宮の中で1個の受精卵から何十兆個もの細胞を持つ赤ちゃんに育つのは，もっと神秘的なことです。本章では，妊娠について知っておいてほしいことをまとめました。

1．妊娠の始まり

　月経周期のちょうど真ん中ごろ，例えば月経周期が28日の人では，月経周期の十三日から十七日の間に排卵が起こります（図14）。排卵とは，卵巣の中で大きくなった1個の卵胞が破裂して，中から一つの卵子が卵管に向けて排出されることを言います。卵子の大きさは直径2〜3ミリ程度です。
　排卵時に，性交によって精子が腟の中に排出（射精）されていると，精子は卵管を泳いでさかのぼり，卵子に向か

います。多数の精子が卵子に衝突し，そのうち1個のみが卵子内に進入することができます。これが受精です。卵子の中に精子が入ると，卵子の外壁は厚くなって他の精子が入ってくるのを妨げます。卵子の中では，卵子の23本の染色体と精子の23本の染色体とが交じり合って合計46本の染色体になります。受精した卵子は「受精卵」と呼ばれます。

　受精卵は精子と違って自分で泳ぐことはできませんが，卵管の内側には刷毛のような繊毛（「線毛」と書く場合もあります）が動いていて，その流れに乗って受精卵は子宮に向けて運ばれます。この間に，受精卵の殻の中では細胞分裂が繰り返され，その数は $1 \to 2 \to 4 \to 8 \to 16 \to 32$ と倍々で増えていきます。殻の大きさは変わらないので，細胞の数が増えるにつれて，そのサイズはどんどん小さくなっていきます。この受精卵は数日かけて子宮に達し，厚く充血した子宮内膜の中へもぐりこみます（プロゲステロンとい

	最終月経	受精	着床														
	↓	↓	↓														
				卵期			胎芽期（分化）										
妊娠週齢	0	1	2	3	4	5	6	7	8	9	10	11	12	13	14	15
妊娠月	一月				二月				三月				四月			
					初期											
					奇形の発生　つわり											

図19　妊娠の経過

コラム⑨ 妊娠週数と妊娠月の表し方

 胎児の始まりは"受精が起こったとき"ですが，実際には受精の日を自覚できないので，便宜上，最終月経からの経過週数で「妊娠週」を表すことになっています。最終月経の第1日を「妊娠0週0日」として「満」で数えることが国際的に決められています。

 平均の妊娠期間は40週であり，出産予定日は「妊娠40週0日」になります（図19）。実際には，出産予定日（目安）は次のように計算されています。最終月経の初日をX月Y日とすると，[X＋9，またはX－3]月[Y＋7]日が予定日です。

 産科では4週を1ヵ月として計算します。また妊娠月は「満」でなく「数え」で表していますので注意してください。40週は10ヵ月になりますが，最初の月を除く9ヵ月を3等分して「初期」，「中期」，「後期」とします。また，妊娠22週以降～生後1週未満は「周産期」と呼びます（なお，小児科では生後の月数は「満」で数えますので，同じ母子手帳の中で出産前の月は「数え」で，出産後の月は「満」で表されています）。

 「初期」の中での早い時期は，つわりが無ければ妊娠に気づきにくく，かつ奇形が発生しやすい時でもあります。妊娠の可能性がある場合には，とくにこの時期のことを頭に入れておいてください。

		早産				正期産				出産予定日 ↓		過期産
胎児期（成長）												
16		22		27	28	36	37	38	39	40	41	42
								十月				
		中期				後期						
					周産期							

うホルモンの作用で,子宮内膜は受精卵を待ち構えるような状態になっているのです)。これを「着床(ちゃくしょう)」と言い,着床をもって妊娠の始まりとします。

　受精卵が着床すると,そこに母体から酸素や栄養素を受け取る場となる「胎盤」が出来,受精卵は「胎芽(たいが)」(「胚(はい)」とも呼ばれます)となっていきます。胎芽とは,魚やオタマジャクシのような形をしている胎児になる前の段階の呼び名であり,この段階で体のさまざまな臓器の元が出来てきます(この過程を「分化」と言います)。胎芽期は約6週間です。胎芽が大きくなると人間の形をしてきます。こうなると「胎児」と呼ばれます。

　通常の妊娠期間は40週 (280日) とされ,妊娠40週0日が出産予定日になります。指標としては,22週～37週未満での出産は「早産」,37週～42週未満は「正期産」,42週以降は「過期産」とされます (図19参照)。

2. 母親から胎児に免疫が移行する

　生まれたばかりの赤ちゃんの免疫力は弱いので,病原体の感染を受けると病気が重くなる可能性があります。しかし,新生児は生後約6か月の間,母親から受け継いだ免疫によって,ウイルスや細菌の感染から守られています。ここで,新生児が母親の免疫を受け継ぐ仕組みを理解して

おきましょう。

　人がウイルスに感染すると，そのウイルスを殺す IgG 抗体という物質が体内で作られます。ウイルスを殺す力の指標である抗体の血中濃度は年々低下していきますが，微量の IgG 抗体は何年何十年と持続して存在します。この母親が持っている IgG 抗体が，胎盤を経由して胎児に移行し，出生後も新生児の血液にあって，生後 6 か月程度まで持続するのです。

　また，IgG とは異なる IgA という抗体もあります。IgA 抗体は「分泌型抗体」と呼ばれ，気管や腸管の粘膜に分泌され，その粘膜上皮細胞の中で増えるタイプのウイルス感染を防ぎます。この抗体は母乳の中に分泌されます。母乳を飲む乳児の方が人工乳を飲む乳児より下痢を起こす率が低いのは，このためです。

3．胎教は可能か？

　1966 年（昭和 41）に生まれた子どもの数は約 136 万人で，前年の約 182 万人に比べて極端に少なくなりました。翌年には約 194 万人と急増しています。これは 1966 年の干支（「えと」ともいう）が丙午であり，「丙午の年に生まれた女の子は気性が荒く，夫を殺す」という迷信の影響です。"丙" は「火の兄」で火事が多いことを表し，"午" は

馬の荒々しさを表します。火事が起これば妊婦がパニックに陥り，狂乱状態になれば胎児に悪影響が及び，気性の荒い子どもが生まれると考えられていたのです。さらに，生まれたのが女の子であれば，その女の子が大きくなって子を産んだときには，その子にも悪い影響が出ると考えられていたので，「丙午の年には女の子を産むな」ということになりました。昔は今と違い大火が多かったので，こうした迷信が広まったのでしょう。

「丙午」は今となっては迷信ですが，悪い影響が子どもに出るのなら逆に良い影響を与えれば良い子どもが生まれるだろう，とも考えられました。これが，胎児のうちから教育をしておこうという「胎教」の考え方です。

胎児は，出産間近になってくると感覚機能が発達してきて，いろいろな刺激を感じることができるようになります。しかし胎児は，子宮の中の羊水という一定した環境に囲まれているので，環境の変化による刺激を受けることがありません。ただ，羊水中で唯一変化する環境として「音」があります。そこで，胎教の一環として胎児に良い音楽（クラシック音楽がよく使われます）を聴かせることがあります。

ここで，人間が音を感じる仕組みをみてみましょう。まず空気の振動によって鼓膜が振動し，耳小骨を介してこの振動が頭蓋骨の中にある蝸牛というカタツムリ状の管の一端に伝わります。蝸牛の中はリンパ液で満たされていて，

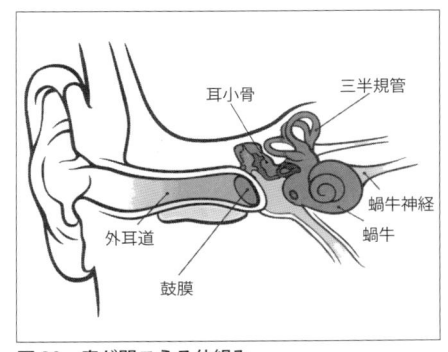

そこには有毛細胞という聴覚神経細胞があります。鼓膜の振動はリンパ液の振動となり，それが有毛細胞の毛を振動させ，音としての感覚が生じるのです（図20）。この音の伝わり方を「空気伝導」と言います。

図20　音が聞こえる仕組み

ところが胎児の鼓膜は空気に接していないため，胎児が空気伝導による音を聞くことはできません。胎児が聞ける音は「骨伝導」による音です。骨伝導とは，空気の振動ではなく，頭蓋骨の振動によって蝸牛の中の有毛細胞自身が振動し，その毛は静止しているリンパ液に対して動くことになり，音が感じられるという仕組みです。骨伝導ならば胎児にも音が聞こえます。

ただ，妊婦がいくらモーツァルトの音楽を聴いても，妊婦の体が振動しなければ胎児には音として伝わりません。低周波の空気振動は体の骨を振るわせますが，高周波の空気振動は体の脂肪で吸収されてしまい，骨を振るわせないからです。プールで水に潜ったときに聞こえる音を思い出してみましょう。胎児に聞こえるのは，あのようなくぐもっ

た音です。音の高低は区別しにくいのですが，振動によるリズムは分かります。

　では，胎児に骨伝導で伝わる振動（音）と言えば何でしょう。それは母親の心臓拍動(はくどう)による血流音と母親の声です。モーツァルトの高い音は胎児に伝わりませんが，妊婦がモーツァルトを聴けば精神的にリラックスして拍動は安定します。胎児に音楽が聞こえなくても，胎児は母親の落ち着いた拍動によって安心するでしょう。クラシック音楽が胎教に良いというのは，一理あることなのです。また，生まれたばかりの赤ちゃんは父親が抱いてもなかなか泣き止みませんが，母親が赤ちゃんの頭を左胸につけて抱くと泣き止むのは，子宮の中にいたときの懐かしい振動が聞こえるからです。

　音楽を聞くだけでなく，妊婦自身が子守唄を歌うのも良

コラム⑩　八百屋お七

　歌舞伎や浄瑠璃(じょうるり)の題材として有名な事件の一つに，江戸時代に放火未遂事件を起こして死罪になった少女の話があります。江戸の八百屋の娘お七は，1683年（天和7）に起きた「天和の大火」と呼ばれる大火災の際，避難所となった寺で出会った寺小姓(こしょう)に恋をします。火事になればまた彼に会えると思ったお七は放火をしてしまいます。そのお七の生まれた年が丙午だったという説があり，そこから丙午の年に生まれた女性が敬遠される迷信が広まったとも言われています。

いでしょう。母親の体の振動が胎児に骨伝導で伝わるからです。胎児はそのリズムを覚えていて，生まれた後に母親が同じ歌を歌えば，赤ちゃんは泣きやみ，スヤスヤと眠る可能性があります。逆に，妊婦が何らかの原因でパニックを起こせば，胎児は母親の乱れた拍動に不安を感じるでしょう。丙午の迷信は，妊婦が不安になったり危険にさらされたりして，胎児に悪影響が出ることを恐れたところに生まれたものともいえます。

第7章
妊娠中の注意

　妊娠中には，自分の体の中にいる新しい命への配慮が必要になります。自己責任で勝手に好きなことをするわけにはいかないのです。しかし，過剰に心配するのも良くないことです。どのポイントに絞って注意するか，なぜそれが重要なのかを自分が知って納得し，それを周りの人にも説明して理解してもらいましょう。

1．大事な妊娠初期

　妊娠中，細胞は分裂し増殖を繰り返しています。とくに胎芽（たいが）期は，細胞が盛んに分裂して次々に新しい組織や器官（臓器）が作られる時期です。この時期に何らかの原因によって細胞分裂が妨（さまた）げられたり，異常が起きたりすると，胎芽に奇形が生じてしまいます。したがって，とくに妊娠初期は薬物や放射線，風疹（ふうしん）ウイルス感染など，そうした障

害を起こす要因を避ける努力をしなくてはなりません。

　まず大切なのは，風疹（三日はしか）に罹(かか)らないようにする対策をとることです。風疹ウイルスは胎盤を通って胎芽にも感染し，心臓奇形，白内障(はくないしょう)（眼の水晶体が濁る），難聴を引き起こすリスクがあるからです。妊娠初期に風疹ウイルスに感染しないようにするには，妊娠前に予防接種（ワクチン注射）をして，風疹に対する免疫を持てばよいのです。現在，麻疹・風疹2種混合ワクチン（MRワクチン）が1歳および5〜6歳（小学校入学前）の2回，乳幼児に対して接種されています（2008〜2012年の5年間は，中学1年生と高校3年生にもMRワクチン接種がなされました）。

　しかし，1977年8月から1995年3月末まで，風疹の定期予防接種の対象は女子中学生だけでした。1995年4月から対象は幼児になりました。このようなことがあり，風疹に免疫を持たない女性は，1987年10月2日〜1990年4月1日生まれにとくに多いことが分かっています。

　では，どうしたら良いでしょうか。ここでも母子手帳が役に立ちます。その予防接種記録欄を見て，風疹ワクチンだけでなく麻疹ワクチンの接種を受けたかどうかも調べてください（麻疹ワクチンのことも調べる理由は，成人になって麻疹に罹ると重症になりやすいからです）。ワクチン接種を受けた記録が無い人は，子どものころに風疹や麻疹に罹っていれば免疫がありますが，そうでなければ免疫がありません。

そのような人は，自分は免疫があるかどうかを近くの診療所（小児科が良い）へ行って確かめておく必要があります。血液中に風疹と麻疹の免疫抗体があるかどうかを調べてもらうのです。もし免疫を持っていなかったら，妊娠前に予防接種を受けておきます。ワクチンにはMR混合ワクチンが使われますが，風疹には免疫が無いが麻疹には有る人（またその逆の人）でも混合ワクチンで問題ありません。

　このワクチンの接種を受けたら，2か月間は妊娠しないようにしなくてはなりません。ワクチンには弱毒化したウイルスが使われているのですが，そのウイルスが万が一にも胎芽に影響を与える可能性を避けるためです。

　免疫の有無を確認し，免疫がなければ予防接種をしてもらう。対策は簡単で効果は万全です。これを実行しない手はありません。

コラム⑪　サリドマイド被害

　1957年に西ドイツで睡眠薬「サリドマイド」が発売され，妊娠初期のつわり治療薬としても世界中で使用されました。ところが，この薬を飲んだ妊婦からアザラシ肢症という両腕の短い子どもが多く生まれたため，サリドマイドは発売禁止になりました。妊婦の苦しみを減らす目的の薬が，逆の効果を起こしてしまったのです。この薬害事件以降，新しく開発されたばかりの薬は，胎芽にどのような影響を与えるかが分からないため，妊婦に処方しないようになっています。

2.「つわり」の意義

また、この胎芽期につわりが生じる人がいます。胃がムカムカして物が食べられなくなったり、吐き気が起こる現象です。つわりがなぜ起こるのかの詳しい理由は分かってはいませんが、胎芽を守るためという説があります。物が食べられない状態なら危険な物質も摂らずにすむことになります。胎児期であれば、胎児の成長のために妊婦は栄養をたくさん摂らなくてはならないのですが、胎芽期ではそれほど要りません。つわりは胎芽期が過ぎれば消える傾向にありますから、食べられないことをあまり深刻にとらえず、食べられるものを摂るようにしましょう。あまりにつわりがひどい場合は、医師に相談します。

3. 妊娠中の喫煙

喫煙が健康に害のあることは昔から知られたことですが、ここでは妊婦が喫煙した場合、胎児にどのような影響があるかをみてみましょう。

喫煙の本質は、タバコの葉に含まれるニコチンを高温で蒸発させて吸うところにあります。ですから、タバコの葉はわざと湿らせてあります。葉が乾燥するとタバコが燃えてしまって危険であるだけでなく、ニコチンも完全燃焼し

て無くなってしまうからです。そのため、タバコのパッケージには水分を通さない透明フィルムが使われていて、湿気が逃げないようになっています。つまり、タバコはわざと不完全燃焼を起こさせるようになっているのです。

　植物であるタバコの葉は、主に炭素 (C), 酸素 (O), 水素 (H) から出来ています。これが完全燃焼すると二酸化炭素(CO_2) と水 (H_2O) が生じますが、不完全燃焼すると一酸化炭素 (CO) という気体と煙（さまざまな毒性物質を含む微粒子）とが発生します。

　一酸化炭素は二酸化炭素とは違い、赤血球中のヘモグロビンに酸素の 200 倍も強く結合するので、酸素がヘモグロビンに結合することを妨げてしまいます。喫煙により血液中の酸素が減っても妊婦が息苦しくなることはありませんが、子宮の中で母親の赤血球から酸素をもらっている胎児は酸素不足になってしまいます。母親からもらう酸素の量はわずかです。そのわずかな酸素が、喫煙でさらに減ってしまうのです。

　生まれてきたばかりの赤ちゃんは、空気を吸うまでは"赤"くないことは既に述べました（第 1 章参照）。妊婦が喫煙すると胎児は酸素不足で成長が遅れ、低出生体重児が生まれやすくなることが知られています。日本では国民全体の喫煙率が下がってきていますが、女性の喫煙率は横ばい状態であり、20 〜 30 代では約 2 割の人が喫煙していま

す。喫煙は個人の自由ですが，胎児はそれを望んでいませんので，少なくとも妊娠中は必ず禁煙しなければなりません。

> **コラム⑫　慢性閉塞性肺疾患（COPD）**
>
> 喫煙を何十年と続けていると，慢性閉塞性肺疾患（COPD：Chronic Obstructive Pulmonary Disease）になる可能性が高まります。COPDとは，タバコの煙に含まれる有害物質が長年にわたって気管支や肺胞を傷つけ続けた結果，肺に空気が流れにくくなり，とても息苦しくなる病気です。
>
> 肺の中をみると，気管支のいちばん先にブドウの房のような形をした肺胞（はいほう）があります。肺胞は，左右の肺を合わせて約6億個あると言われています。呼吸によって，一つ一つの肺胞の周りを取り囲む毛細血管を介して，血液中の赤血球（ヘモグロビン）に酸素が供給され，逆に二酸化炭素が取り除かれます（この「ガス交換」が呼吸の本態です）。長年の喫煙習慣は，この肺胞の壁を壊したり弾力をなくしたりします（肺気腫（はいきしゅ））。また，肺胞に空気を届ける気管支に炎症を起こし，痰（たん）を生じて気管支の内腔を狭くします（慢性気管支炎）。こうなると，新しい空気を吸い込みづらくなるうえにガス交換が妨げられるので，血液中の酸素濃度が低下してとても息苦しくなるのです。歩くのにも酸素ボンベを持ち運ばなくてはなりません。
>
> 平均寿命が延びてきた現在，喫煙習慣を続けてきた男性が高齢になって発症し，酸素ボンベのキャリーを引く患者さんが目立つようになってきました。喫煙の害としては肺癌が有名ですが，喫煙者全員が肺癌になるわけではありません。しかし，喫煙者がCOPDになる確率は肺癌のそれよりはるかに高いため，高齢者が多くなった今，大きな問題になっています。

4. 妊娠中の飲酒

●アルコールおよびアセトアルデヒドの胎児への害作用

　妊娠中にお酒を飲むと，酒の成分であるアルコールが胎盤を通過して胎児に入り，知能低下や独特の顔貌(がんぼう)を呈する「胎児性アルコール症候群」の発生リスクを高めます。現実に，日本では飲酒する女性が増えているため，胎児性アルコール症候群の発生率も上昇しています。そのため，アルコール飲料には「妊娠中や授乳期の飲酒は，胎児・乳児の発育に悪影響を与えるおそれがあります」などの表示がされています。「妊娠中は禁酒・禁煙」では男女不平等ですが，我が子のためには仕方ありません。

　こうしたアルコールそのものの害の他に，日本人がとくに注意すべき問題があります（これは中国，朝鮮半島の人も同様です）。それは，アルコールが肝臓で分解される際に生じるアセトアルデヒドという毒性物質が，胎児に障害を与える可能性です。日本人には飲酒すると顔が赤くなる人がいますが，この原因物質がアセトアルデヒドです。

　原田勝二氏の調査によれば，日本人の７％はこのアセトアルデヒドをまったく分解できない体質だそうです。奈良漬けを食べても気持ちが悪くなる人がそれで，一般には「下戸(げこ)」と呼ばれます。このタイプの人が飲酒すると，アセトアルデヒドの毒性が分解されずに命の危険にさらされ

ます。こういう人に酒を無理強いすることは絶対にしてはいけません。

次に、日本人の35%はアセトアルデヒドの分解が遅いタイプの人で、飲酒をすると顔が赤くなります（このタイプの人を仮に「中戸(ちゅうこ)」と呼んでおきます）。残りの58%はアセトアルデヒドをすぐに分解できる体質の人で、酒に強く、顔はむしろ青くなります。このタイプの人は「上戸(じょうこ)」と呼ばれます。

この体質は、アルデヒドを分解する酵素の活性の差によるものであり、親から子に遺伝します。筋力トレーニングのように、酒を飲んでいるうちに鍛えられるというものではありません。

● お腹の赤ちゃんが「下戸」だったら‥‥

アルコールそのものが「胎児性アルコール症候群」の発生リスクを高めることは上に述べましたが、親である自分と夫の体質によっては、妊娠中の飲酒が胎児に更なる危険をもたらすことを知っておく必要があります。アルコールは胎盤を通って胎児に届くことを忘れてはなりません。

図21aにあるように、顔が赤くなる中戸どうしの間で生まれる子どもの4人に1人は下戸の体質になります。下戸の胎児はアセドアルデヒドを分解できませんから、命の危険に曝されることになります。

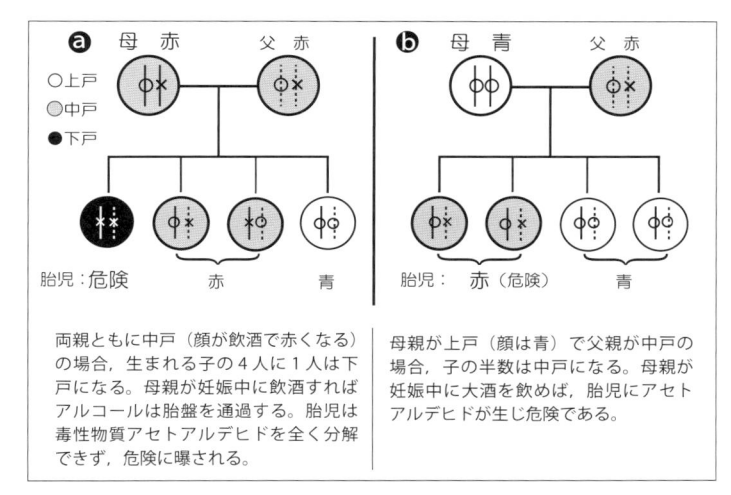

図 21 妊娠中の飲酒で胎児に生じるアセトアルデヒド

両親ともに中戸（顔が飲酒で赤くなる）の場合，生まれる子の 4 人に 1 人は下戸になる。母親が妊娠中に飲酒すればアルコールは胎盤を通過する。胎児は毒性物質アセトアルデヒドを全く分解できず，危険に曝される。

母親が上戸（顔は青）で父親が中戸の場合，子の半数は中戸になる。母親が妊娠中に大酒を飲めば，胎児にアセトアルデヒドが生じ危険である。

　また，上戸の女性と中戸の夫との間に生まれる子どもの半分は中戸になります（図 21 b）。上戸の母親が妊娠中に大量の酒を飲めば，中戸の胎児にはアセトアルデヒドがとどまり危険な状態になる可能性があります。

　以上のことを理解して，妊娠中には絶対にお酒を飲まないようにしましょう。

コラム⑬　飲みニケーションの勧め

　酒には，害だけでなく益もあります。日本では昔から人と人とのコミュニケーションを円滑にするために使われてきました。それは社会にとっても良いことですが，日本人として絶対に知っておかなければならないことがあります。それは，前述したアルコール分解体質の個人差です。

　図21から分かるように，親子の間でも兄弟姉妹の間でも，上戸，中戸，下戸に分かれます。親が酒を飲めても子は飲めないこと，またその逆もあります。ですから，酒が飲める人が深く考えないで他人に酒を勧めることは絶対にしてはなりません。もし相手が下戸だったら，その人の命に関わることもあるからです。

　毎年四月には，大学のサークルで先輩が新入生に酒を強要し，急性中毒者や時には死者まで出ることが起こっています。飲み会をするときには，アルコール分解能には個人差があるということを皆が知っていて，他人に酒を強要しないことが重要です。下戸の人は，奈良漬の匂いを嗅いだだけで気分悪くなったりするので，アルコールに警戒心を持っていて自分からは酒を飲まないのですが，強制されて飲んでしまう場合が危険なのです。中戸の人は酒を少量飲んで顔が赤くなり，通常そこで止めるので危険性はそれほどありません。

　その体質を調べるための簡単なテスト（アルコールパッチテスト）があります。皮膚にアルコールを含むパッチを貼り，赤くなるかどうかを見るやり方です。

　日本には昔から，酒を飲めない男は一人前ではない，という考えがあります。中戸の若い男が酒に強くなろうと無理して飲んで，二日酔いで苦しむことがよくあります。体を酒に慣らそうと頑張るのです。肝臓からはアルコールを無毒化する酵素が作られて飲める量は増えますが，アセトアルデヒドの代謝は変わらないので，中戸の人が赤くなることに変わりはありません。

実は，アセトアルデヒドには発癌性があり，中戸の人が大量のアルコールを長期間にわたって飲むと食道癌が発生しやすくなることが分かっています。食道癌の発生率を県別に比較すると，酒の消費量の多い県ほど高くなっています。食道癌の男女別発生率は７：１と大差があるのですが，これは今まで中戸の女性は中戸の男性ほど酒を飲まなかったから，とも考えられます。

　アルコールの益を活かす飲み方を考えてみましょう。独りで飲むより大勢でワイワイやった方が楽しいものです。そのとき自分の体質に合った飲み方をすることが重要です。もちろん下戸の人は飲んではいけませんが，中戸の人は少量の酒で酔えるのですから，上戸の人のペースに合わせる必要はありません。上戸の人は飲みすぎて将来依存症にならないように注意しましょう。飲み会の会費は均等の割り勘にせず，アルコール体質に応じて決めて，飲めない下戸の人にもコミュニケーションを楽しんでもらいましょう。

　現在の社会において女性の飲酒量が増える傾向にあります。この本を読んで理解された読者の皆さんは，飲酒の新しい文化を作ってください。また，日本人のアルコール体質のことを知らない人にも教えてあげてください。なお，未成年者の飲酒は法律で禁じられています。

第8章
少子化と日本の将来

　日本の少子化が問題になっています。このまま生まれる子どもの数が減っていけば，遠い将来日本は消滅してしまうかもしれません。なぜ子どもの数が減少してきたのか，考えてみましょう。

1. 減り続ける日本の人口

　社会の人口構造を一目で見ることができるものとして「人口ピラミッド」があります。縦軸に年齢をとり，横軸に各年齢の人口を男女別に棒グラフにしたものです。その形は昔と今では大きく変わりました（図22）。1930年にはまさにピラミッドの形をしていました。その後，第二次世界大戦による死亡者の増加，戦後の公衆衛生対策による感染症死亡者の減少，出生率の増加および急減などでピラミッドの形は大きく変わってきています。

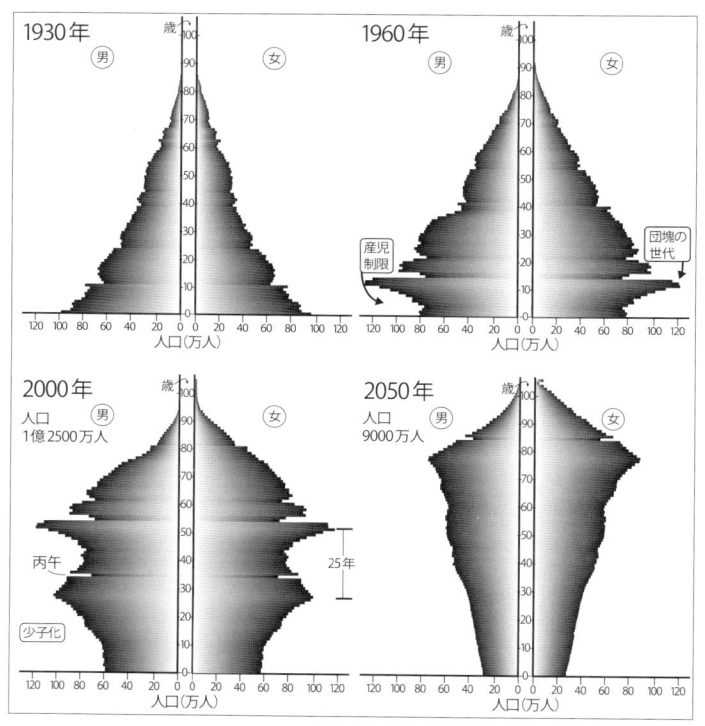

図22 人口ピラミッドの変化　　　　　　　　　　（国立社会保障・人口問題研究所）

　なお，1966年生まれの人口が前後の年に比べて極端に少ないのは，この年が丙午にあたり，国民がその年の出産を避け，さらには人工妊娠中絶も増えたからです（第6章69頁参照）。

　人口の増減を予測する指標として「合計特殊出生率」があります。これは「一人の女性が一生に平均何人の子を産

むか」を表す値です。この値が2以上であれば社会全体の人口は幾何級数的に増加します。2であれば増えも減りもしません。2未満であれば幾何級数的に減少します。日本では1970年代後半から2を割り,現在は1.4程度です。

　現在の低い出生率が続くと,日本の将来はどうなるのでしょうか。国立社会保障・人口問題研究所の報告書（2012

コラム⑭　団塊の世代

　1950年以降の人口ピラミッドを見ると,1947,48,49年生まれの人口が突出して多くなっていることが目につきます。この3年間の合計特殊出生率は4を超えていました。狭い国土に人口が多すぎるという心配から「産児制限」のキャンペーンがなされました。産児制限の手段は,コンドームによる避妊の普及と人工妊娠中絶でした。しかしあまりにも産児制限がうまくいきすぎたので,1950年以降の人口が急激に減り,1947〜49年生まれの人は人口の"塊（かたまり）"になり,「団塊（だんかい）の世代」と呼ばれるようになったのです。

　人口ピラミッドをさらに見ると,1973年生まれを中心として人口の塊があります。団塊の世代の25年後のことです。「第二次ベビーブーム世代（団塊ジュニア世代）」です。この時,合計特殊出生率は増えたわけでなく,その値は2でした。この年の近辺で出生数が増えたのは,団塊の世代が自分たちと同数の子どもを生んだからです。団塊の世代は平均して2人の子どもを生み,その子どもを作った年齢の平均が25歳だったのです。

　第二次ベビーブームから20数年たった2000年のあたりでは,第三次のベビーブームは起こりませんでした。第二次ベビーブーム世代が成人した時は晩婚化・晩産化が進み,出生率が低下していたからです。

年1月推計)によれば、2010年現在の人口1億2806万人は2030年に1億1662万人に、2060年には8674万人になると予想されています。

また、東北大学経済学研究科の吉田浩教授らは、日本の子ども(0～14歳)が1人になるまでの残された時間を示す「子ども人口時計」をインターネット上で公開しています。それによると、3011年にはついに1人となると推計されています。

2. 少子高齢化が社会にもたらす問題

人口ピラミッドの形が壺形の社会、つまり高齢者が若年者より多い少子高齢化社会で起きる大問題は、誰が高齢者の生活や医療を支えるかということです。仕事から引退した高齢者の多くに年金以外の収入はありませんが、高齢になればなるほど医療費の出費は増えるのが一般的です。2010年の国民総医療費は前年より1.4兆円の増加で36.6兆円になりました。70歳以上の高齢者の医療費は16.2兆円で、全医療費の40%を超えています。現在65歳を超えた「団塊の世代」(コラム⑭参照)の年齢が上昇するにつれて、高齢者医療費はさらに増え、当分の間毎年約1兆円超ずつ増えると考えられています。

人口構造だけではなく家族構造も変化しています。家族の中に65歳以上の高齢者がいる世帯は全世帯の中で約4

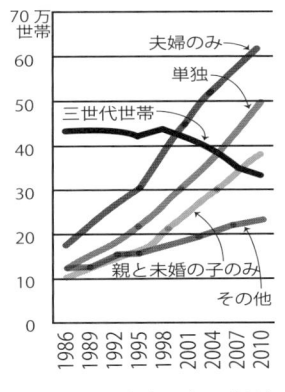

図23 世帯構造別にみた65歳以上の者のいる世帯数の推移
（厚生労働省「国民生活基礎調査」）

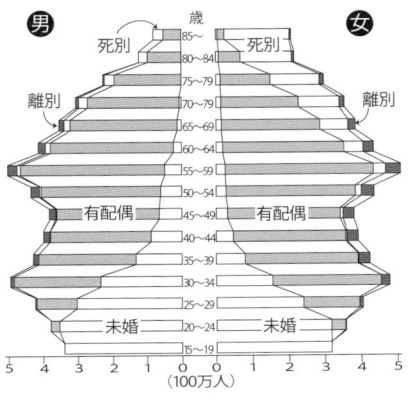

図24 配偶関係別人口の年齢構成
（総務省統計局「平成17年国勢調査報告」）

割にもなります。また，この世帯の中で「夫婦のみの世帯」や「単独世帯」が増え，2010年に前者は30％，後者は24％になりました（図23）。核家族化が進んでいるのです。こうした家族構造の変化によって，人間には必ずやってくる死をどこで迎えるかという問題も出てきています。現在，日本における死亡者のうち約8割が病院で，約1割が自宅で亡くなっています。今後死亡する高齢者の数はさらに増えていくので，医療費や医療機関の収容人数の限界が大きな問題になります。最期の看取りは自宅が望ましいのですが，核家族ではそれは難しいことです。高齢では夫と死別している女性が増えるので（図24），孤独死も女性の方で増えていくことになると思われます。

3．妊娠・出産には適切な時期がある

　女性が大学へ進学する割合や職業に就く割合が増加すると，出生率は低下してきました。出生率低下の大きな要因として，子どもを産む年齢が高くなっていることが考えられます。では，なぜ出産年齢が高くなると出生率が低下するのでしょうか。

　卵子は卵母細胞（卵子の元になる細胞）から作られます。この卵母細胞は，女性が胎児のときに作られて，出生後に数が増えることはありません。思春期になると，卵母細胞が成熟し，減数分裂が起こり，卵子が作られ，月に1度排卵が起こり，月経が起こります。

　若い女性に必ず知っておいてもらいたいのは，卵母細胞はその女性と一緒に歳をとっていくということです。女性が高齢になれば卵母細胞も老化し，減数分裂が正常に行われない事態が生じやすくなります。46本の染色体が23本ずつに真っ二つに分かれないで，22本または24本の染色体を持つ卵子が生じてしまうのです。これを染色体不分離と言います（図25）。

　これに対し，精子の元になる精母細胞が出来るのは胎児期でなく思春期以降で，高齢になると精母細胞の増殖率は悪くなりますが，それでも作られ続けます。それゆえ，精子では染色体不分離は起こりにくいのです。これが卵子と

精子の大きく異なる点です。

したがって、女性が高齢になってからの受精では、染色体数が45本（卵子22本＋精子23本）や47本（卵子24本＋精子23本）の受精卵が生じやすくなります。これらの受精卵は育ちにくく、たとえ着床して妊娠が成立しても、途中で死産となったり流産したりすることが多いのです。図26に示すように、35歳を超えると流産が増え、出産率が低下するのはこのためです。

まれに47本の染色体で赤ちゃんが生まれる場合があります。第21染色体が3本の場合、生まれた子どもはダウン症候群になります。ダウ

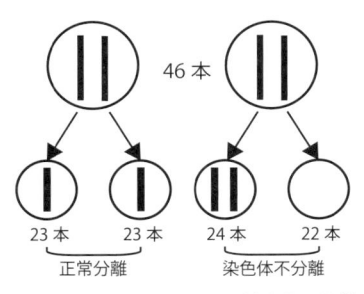

図25 卵母細胞の老化による染色体不分離

母親の年齢	ダウン症候群発生率
20歳	1：1667
25	1：1200
30	1：952
35	1：378
40	1：106
45	1：30

表3 出産年齢とダウン症候群発生率
（Heffner, 2004）

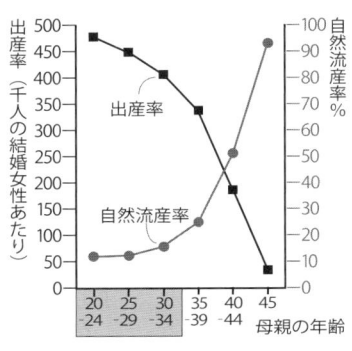

図26 加齢に伴う自然流産の増加

女性が35歳を超えると流産率が高くなることを示している。（Heffner, 2004）

第8章 少子化と日本の将来　93

ン症候群の発生率は20代では1000の出産に対して1以下ですが、40歳ではその10倍以上も起こりやすくなっています（表3）。

4．体外受精成功の鍵は卵子の若さ

　若い時分には避妊をして子どもを作らず、30代後半から40代になってから子どもが欲しくなったものの、なかなか妊娠しないので不妊治療を受けるという人が現在増えています。

　不妊治療にはお金がかかり、女性の体にも負担がかかります。しかも成功率は低いのです。なぜ低いかと言えば、前述のように、女性が高齢の場合には卵母細胞の老化により染色体不分離が起こる確率が高く、受精しにくくなっているからです。

　卵子を体外に取り出し、試験管の中でその卵子と精子とを混ぜて受精させる技術が生み出されました。これが「体外受精」と呼ばれるものです。受精卵を女性の子宮に入れて着床すれば、妊娠・出産が起こります。混ぜただけでは受精が起こらない場合には、顕微鏡下で細い管を使って卵子に強制的に精子1匹を注入する「顕微授精」と呼ばれる方法（この場合は「受精」でなく「授精」）もあります。

　精子を体外に取り出すのは簡単ですが、卵子の場合は大

変です。排卵促進剤を女性に与えたあと,体外から針を刺して排卵された卵子を吸い取るのです。しかし,せっかく取り出した卵子も,それが老化していれば受精の成功率は決して高くありません。

性器クラミジア感染症や淋菌(りんきん)感染症の後遺症で卵管が閉塞(へいそく)していて,卵子や精子が卵管を通過できずに受精が起こらない例では,こうした受精方法は有効です。ただし,卵子が老化していないことが大事です。

このように,卵母細胞の老化を考えれば,卵子が受精しやすい20代で子どもを産んでおくことが勧められますが,経済的な問題などさまざまな理由から,簡単にはいかない場合もあると思われます。

5. 不妊治療より不妊予防を!

妊娠・出産に伴う問題を避けるには,まずは不妊の原因になる卵管閉塞などを引き起こす性感染症に罹(かか)らないことが重要です。次に,「月経がある間は子どもが産める」のではなく「月経があっても年齢とともに妊娠しにくくなる」こと,そして高齢出産では児の障害発生率が高くなることを知りましょう。妊娠しにくくなる年齢になって初めて子どもを持つことを考えるのではなく卵母細胞の老化という観点から妊娠・出産の時期を考えておくことが大切です。

なお，20代で避妊をせず性交渉を定期的に行っても2年以内に妊娠しない場合には，産婦人科医を受診し，不妊の原因を早めに調べることが勧められます。

コラム⑮　卵子提供アルバイトと代理母

体外受精に使う卵子は若い女性のものが良いことから，アメリカでは有名大学の女子学生が卵子を提供するというアルバイトがあり，これは精子提供よりずっと高額のお金になるそうです。子どもが欲しい夫婦は，提供された卵子と夫の精子とで体外受精をして，受精卵を妻の子宮に入れます。卵子の受精能力が落ちていても，妊娠能力は残っているので，この方法なら妊娠ができるのです。夫婦にとって生まれる子どもの遺伝子の半分は妻のものではないのですが，妻は自分の子宮を使って産むので，胎児の生育環境は妻のものであり，妻は自分で胎教をすることもできます。

体外受精卵を使って，まったくの他人の女性の子宮に受精卵を着床させ，妊娠・出産してもらう「代理母」という例もあります。代理母の請負い料は高いので，発展途上国の女性に代理母を頼む例が増えているそうです。

さらに，見ず知らずの人の精子と卵子とで体外受精をして，代理母出産をする例もあります。こうなると，養子縁組で幼児をもらうのと似たようなものですが，異なる点の一つは，親子の関係が新生児から始められるところであり，もう一つは，誰のものかは特定できないにしても，優秀な学生からの精子・卵子を使うことで優秀な子を得ようという意図が実現できるところです。

生命倫理の視点からどこまでが許されるのか，「体外受精＋代理母」が将来どれくらい普及するのか，考えさせられる問題です。

6. 出産と仕事の両立を図るために

　人口減少によって労働に従事できる人の数が減れば，生産も消費も減って，経済は停滞します。その結果，国の税収も減ります。人口減少社会で労働人口を増やすための方策の一つは，今まで家庭にいた女性を家庭外での仕事に引っ張り出すことです。もともと家庭外での仕事を望んでいる女性も多くいます。

　1986年（昭和61）に男女雇用機会均等法が制定されました。その後女性が働ける職場に向けて環境条件が徐々に整えられ，給料の男女差も小さくなり，女性の就業率は上昇し，より多くの若い女性が仕事をするようになりました。

　女性の就業率を年齢群ごとにみると，図27に示すよう

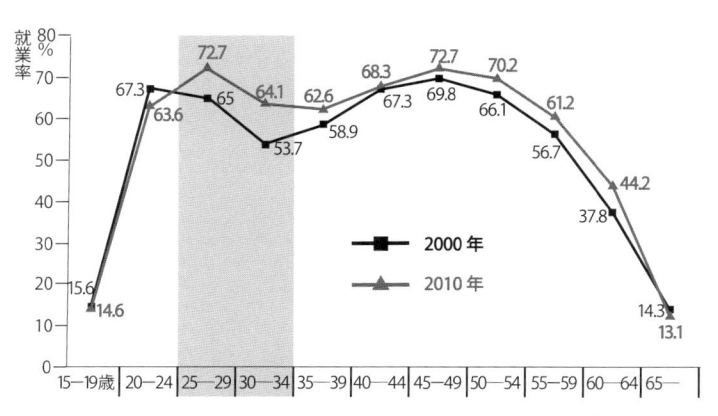

図27　**女性の年齢階級別就業率の変化**（総務省統計局「労働力調査」）

第8章　少子化と日本の将来　97

に20代後半から30代前半にかけて低くなっていますが、これはその年齢群で出産・育児によって仕事から離れる人が多いためと考えられます。

また、10年前と比べると、この年齢群での就業率が上昇していますが、これは出産・子育ての機会が減っていることに関連していると思われます。

現在の仕事の環境では、若い人が仕事をすれば晩産化が進み、さらに少子化が促進されるという構図になっているのです。

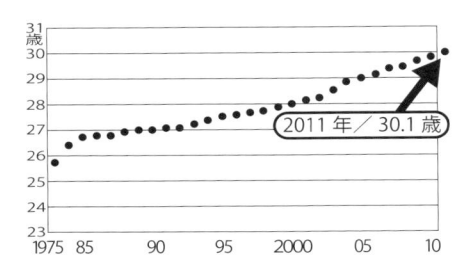

図28　第一子を産む年齢の推移

2011年には30歳を超えた。卵母細胞老化のため第二子は生まれにくくなる。

(厚生労働省「人口動態統計」)

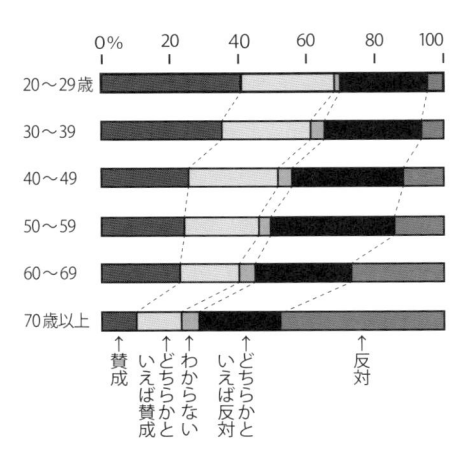

図29　「結婚しても必ずしも子どもをもつ必要はない」という考え方に対する意見

(内閣府世論調査, 2009年)

日本人の第一子を産む年齢は、1975年では25.7歳で

あったのが，2011年には30.1歳に上昇しています（図28）。前述のように，高齢になるほど妊娠の確率も低下するので，1人目の子どもが出来ても2人目が出来ない夫婦が増え，こうなると少子化の進行に歯止めがかかりません。

図29は2009年の内閣府の世論調査で，「結婚しても必ずしも子どもを持つ必要はない」という考えについて賛否を聞いたものです。20代では7割近くが賛成しています。この結果も，少子化のさらなる進行を示唆しています。

女性の方が男性より寿命が長く，病気になりにくいことは前に述べました（第2章参照）。高齢で生き残るのは女性です。50歳を超えた女性は元気でエネルギーがあります。閉経後の女性に孫の面倒を見る能力が備わっているという進化論的な説（後述）が正しいとすれば，この人たちの力を活用することが，小さな子どもを持ちながら働く女性の助けになるでしょう。これが少子化の歯止めになるかもしれません。

7.「おばあさん仮説」

米国の女性人類学者K・ホークスは，人間の女性が閉経後に長期間生きる理由を考えました。というのは，ダーウィンの進化論では，生物個体は自分の子孫（つまり自分の遺伝子）を残そうとし，その生殖能力がなくなればその個体の

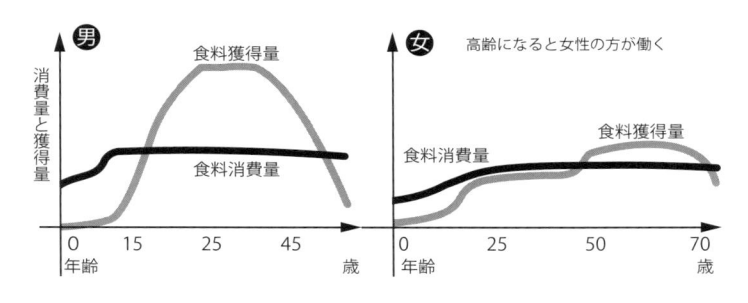

図30 年齢と消費カロリー量、獲得カロリー量　　　（長谷川眞理子,2007年）

存在価値もなくなると考えられているからです。実際，雌（めす）サルの閉経後の生存期間は短いそうです。

　大家族で生活している閉経後の女性は，孫の成育に協力できる環境にあります。孫が小さいうちに栄養不良や感染症で死なないようにすることは，間接的に自分の遺伝子を残すことになる，とホークスは考えました。なぜなら，孫の遺伝子の4分の1は祖母からから来たものだからです。この「ヒトが閉経後に長生きすることの進化論的意味は孫育てにある」という説は，いま「おばあさん仮説」と呼ばれています。

　別の人類学者が，アフリカのある部族で男女の一生の間の食料生産量を調べて比較したところ，男性は若いときに大量の食料生産をしますが，高齢になると食料生産をしていませんでした。一方女性は，子どもを産み終わった後でも，量は少ないものの自分が食べる量以上の食料生産をし

ていました（図30）。この余分の食料は孫に与える分だとすれば、孫の世代を育てるために女性は男性より長生きになっていると考えることもできます。女性は閉経後の時期に次々世代を育てて社会に貢献をしている、と見ることもできるのです。

　こうした仮説や実地調査に基づけば、閉経後の女性がより健康で長生きするためにも、孫だけでなく他人の子どもも含めて、積極的に地域の子育てにかかわってもらうことが必要なのかもしれません（もちろん「イクジイ」にも子育てに活躍してもらいたいものです）。

コラム⑯　乳母を雇えない日本人

　途上国のお金持ちの女性は、子育てに乳母（ナニー：nanny）やお手伝いさんを雇います。それができるのはその社会に大きな所得格差があるからです。しかし、今の日本は所得格差の小さい国なので、それができません。

　日本以外の先進国では、途上国から乳母やお手伝いさんを安い人件費で雇っています。これも日本ではできません。日本人は外国人を使うことには慣れておらず、日本語を話せる途上国の人もまだまだ多くはないからです。

　結局日本人は、日本人に子育てをお願いするしかないのです。お願いするのに適している人は、50代以上の元気で余裕がある女性でしょう。では、実際にどのような方法が考えられるでしょうか。みなさんで考えてみて下さい。

第8章　少子化と日本の将来

第9章
母子手帳を見よう

　私は，前にも述べたように10代後半から20代前半の若者に，自分の母子手帳を母親と一緒に見ることを勧めてきました。知らない自分を知ることはたいへん興味のあることです。

　青年期は自分のアイデンティティを確立し自立する時です。読者の皆さんが社会の中へ出たとき，自分勝手に生きるわけにはいきません。他人との関係の中で自立する必要があります。母子手帳を見ておく経験は，自分中心的な視点でなくて，自分の存在を客観的に見るキッカケになると考えています。私の授業で母子手帳を読んだ学生の感想文の中に，「この授業を後輩にも続けて欲しい」，「日本中の大学でもこ

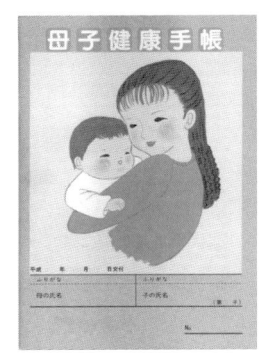

図31　母子健康手帳

のような授業をやってください」などと書かれたものが多くありました。母子手帳を見ることは，きっとあなたの人生にも大きな意味を持つと思います。

以下に，母子手帳とはどんなものか，またそこに出てくる馴染(なじ)みのない医学用語について，説明します。

●**母子手帳とは**

妊娠すると市区町村から「母子健康手帳」（以下「母子手帳」とします）がもらえます（図31）。そのためには，妊娠した本人が市区町村の窓口へ行って「妊娠届」を提出する必要があります。母子手帳には妊娠中や子育て中の母親に

コラム⑰　母子手帳の歴史

　第二次大戦中の1942年，厚生省（現厚生労働省）の瀬木三雄・初代母子衛生課長の創案で「妊産婦手帳」が作られました。当時は「産めよ殖やせよ」が国の政策になっていました。戦後の1948年，子どもの成長記録も記入できるようにした「母子手帳」となり，1966年「母子健康手帳」という名称になりました。

　日本の妊婦死亡率や乳児死亡率は戦後高かったものの，今や世界最小になっています。死亡率の低下には医療や福祉の発達だけでなく，母子手帳の貢献も大きかったと言われています。最近はアジア，アフリカの発展途上国が日本の母子手帳を見習って導入し，現在，世界の25以上の国・地域で使われています。先進国ではアメリカのユタ州が導入しています。

役立つ情報がたくさん載っているだけでなく，手帳をかかりつけの産婦人科医に見せると妊婦定期健診が無料で受けられ，子どもが生まれてからは，かかりつけの小児科医で受ける乳幼児定期健診も無料になります。子どもの予防接種の記録も手帳に残せます。

　母子手帳にはこうした母子保健に関する事項の記録があるだけではありません。出産前からの貴重な記録のほかに，保護者が書き込みをする欄もあります。出産から十数年後，この記述内容が貴重な宝物になるのです。

●アプガースコア

　母子手帳には「アプガースコア」（コラム⑱参照）の記入欄があります（アプガースコアの欄がない母子手帳もある）。これは，出生後5分の赤ちゃんの体の状態を表す数値で，5

項目	採点		
	0点	1点	2点
呼吸	無	ゆっくりか不規則 弱く泣く	規則的 強く泣く
皮膚の色	蒼白, 青い	四肢が青い	淡紅色
心拍数／分	ゼロ	100 未満	100 以上
筋緊張	ぐんにゃり	四肢をいくらか曲げている	活発な運動
刺激に対する反応	無	顔をしかめるかぐずる	泣く, くしゃみ, 咳

合計：0〜3点＝重度仮死　4〜6点＝軽度仮死　7〜10点＝正常

表4　アプガースコアの採点基準

つの項目に 0, 1, 2 いずれかの点数をつけて算出します（表4）。合計点が 10 点であれば完全な状態とされ（満点は稀(まれ)），7 点以上が正常となります（正常の場合は記載しないこともあるようです）。点数が低い場合には，蘇生のための対処がとられます。

自分の母子手帳にアプガースコアが 6 点以下で記載されていたら，自分も母親も出産時に厳しい状況をくぐり抜けてきたことを示します。現在の健康がありがたく感じられるでしょう。

●新生児黄疸

「生後すぐに黄疸(おうだん)になった」と母親が書いていることが

> **コラム⑱　新生児を助けた女医アプガー**
>
> 新生児の健康状態を表す「アプガースコア」という採点法を創始したのは，アメリカの女性医師，バージニア・アプガー（1909～1974）です。彼女はコロンビア大学医学部を卒業し外科医として勤務した後，同大学に麻酔科を設立しました。当時，全身麻酔のもと帝王切開で産まれた新生児の反応が鈍いことが知られていましたが，新生児の健康状態を評価する方法がありませんでした。これをアプガーが作ったのです。
>
> アプガーは，1949 年に同大医学部で最初の女性正教授になりました。1964 年に風疹が大流行し，2 万人もの先天性風疹症候群の新生児が生まれ社会問題となったことを受け，風疹ワクチン接種キャンペーンの先頭に立つなどして活躍しました。

あります。それはどういうことか，以下に説明しましょう。

　胎児は胎盤を介して母親の血液から酸素をもらっていますが，胎盤の中で母親の血液と胎児の血液とが混じり合っているわけではありません。酸素は，近接する母子双方の血管の壁を通り抜けて，母親から胎児へと移動するのです。その原理は次のようです。

　母親のヘモグロビン（A）と胎児のヘモグロビン（F）とは若干構造が違っていて，酸素への結合力はFの方が強いという性質があります（AはAdult：成人，FはFetus：胎児の意味です）。そのため酸素は胎盤の中で，母親のヘモグロビンAから胎児のヘモグロビンFへと効率よく移動することができるのです。

　出産後，新生児が空気を吸うとヘモグロビンAが作られ始め，ヘモグロビンFは要らなくなります。不要になったヘモグロビンFが代謝され分解される過程で，ビリルビンという黄色い色素が生じるため，皮膚や白目が黄色くなります。これが「新生児黄疸」です。生後1週目に約9割の新生児に起こる現象で，病気ではなく生理的なものです。この黄疸はいずれ消えていきます。

　なぜ黄疸が起こるかを理解している親は少ないでしょう。その原理を知っていれば，自分の赤ちゃんに黄疸が出ても心配する必要はありません。強い黄疸の場合には治療が必要ですが，これは小児科医がやってくれます。

＜参考文献＞

第1章 ◆『ヒューマン・ボディ―＜体と病気＞詳細図鑑―』主婦の友社，2002
◆M・スローン（早川直子訳）『赤ちゃんの科学』NHK出版，2010

第3章 ◆井上栄『感染症―広がり方と防ぎ方』中公新書，2006

第4章 ◆篠田達明『法王庁の避妊法』文藝春秋，1991
◆本川裕『統計データはおもしろい』技術評論社，2010
◆本川裕「社会実情データ図録」http://www2.ttcn.ne.jp/honkawa/
◆岩室紳也『エイズ―今，何を，どう伝えるか』大修館書店，1996

第5章 ◆井上正樹『10代からのがん予防』生活人新書，NHK出版，2007
◆Jones RE, Lopez KH: Human Reproductive Biology, Academic Press, 2006

第6章 ◆T・W・サドラー（安田峰生訳）『ラングマン人体発生学 第10版』メディカル・サイエンス・インターナショナル，2010

第7章 ◆原田勝二「下戸は近畿,中部地方に多い」Vesta,2009年冬号21-25頁

第8章 ◆A・キンブレル（福岡伸一訳）『すばらしい人間部品産業』講談社,2011
◆Heffner LJ: Advanced maternal age ― How old is too old? New England Journal of Medicine,351:1927-1929, 2004
◆長谷川眞理子『ヒトはなぜ病気になるのか』ウェッジ選書,2007

第9章 ◆米国医学図書館　Profiles in Science　The Virginia Apgar Papers http://profiles.nlm.nih.gov/CP/Views/Exhibit/narrative/biographical.html
◆井上栄「女子大生へのSTD・健康教育」日本性感染症学会誌, 20巻14-24頁,2009
◆井上栄「母子手帳の活用―思春期・青年期の心を揺さぶる―」小児科, 50巻1961-1966頁,2009
◆井上栄「高校保健体育教育への提案―母子手帳を使う授業と薬物乱用の授業」保健体育教室,第4号10-15頁,2010
◆井上栄「青年期の心を揺さぶる母子健康手帳」保健の科学, 54巻166-169頁,2012

おわりに

　経済成長が終わった1990年代以降の日本には閉塞感が漂い，日本人がかつて持っていた自信と誇りを失ったようにも見えます。人口の少子高齢化が進む中で，将来への明確な展望がないまま，社会も政治も経済・金融のグローバル化の中で翻弄されて苦しんでいます。リストラと競争社会の中で人々の精神は不安定になり，年間の自殺者は２万人程度(2017年現在)になり，児童虐待も増えているようです。

　世界を見渡してみても似たような厳しさがあります。物と情報にあふれた豊かな先進国では，人々は何を選べば良いのか分からなくなっているようにも見えます。人口の多い新興国が急速な経済成長を遂げ，地球上の限られた資源を奪い合うなかで地球環境問題も深刻化しています。未来を担うのは現在の若者ですが，こうした将来への漠然とした不安が若者を覆い，心と体のバランスが本来不安定である青年期の若者の心をより不安定にしているかもしれません。

　そのような中の2011年３月11日，東日本大震災という国難が日本を襲いました。厳しい状況におかれた被災者の，沈着冷静で規律ある態度は世界中を感動させ，称賛されました。そして家族の絆，人と人との心のつながりの大切さが改めて認識されました。この震災と原発事故は，今

後の日本の針路を，そして現代文明のあり方をも変える転換点になるかもしれません。物よりも心が大切にされる社会へ向かうかもしれません。

　「はじめに」でも述べましたが，このような日本の社会で若い人が母親と一緒に母子手帳を見る体験をすることは，親子の絆を強めるだけでなく若者のアイデンティティ形成にも良い役割を果たす，と私は確信しています。

　私が大学で教えて10年余りになりますが，教員になるにあたって友人の教育者が教えてくれた言葉があります。ウィリアム・アーサー・ワードが言ったことです。「凡庸な教師は伝える（The mediocre teacher tells）。 良い教師は説明する（The good teacher explains）。 優れた教師は示す（The superior teacher demonstrates）。偉大な教師は心を揺さぶる（The great teacher inspires）。」

　私は教師になってから，「良い教師」「優れた教師」になろうと努めましたが，「偉大な教師」にはなれませんでした。しかし，その偉大な教師を発見したのです。それは母子手帳でした。母親が我が子をお腹の中で育てているとき「生まれる子が五体満足でありさえすればよい」との心からの思いを母子手帳に書いた言葉が，十数年後に子を感動させることを知りました。

　母子手帳が生まれたのは日本でした。この日本の宝物を持ち腐れにするのは惜しいことです。母子手帳の活用にお

金はかかりません。女性が若いうちに自身の体について学び，自分の母子手帳を見ることで自尊感情が高まり，自然と子どもを持ちたくなってくれれば，日本の未来は明るいのではないでしょうか。

　そして，若い人たちが安心して子どもを産める環境を作るのは，社会全体の責任であることを強調したいと思います。

　最後に，本書執筆にあたって次の方々にはとくにお世話になりました。大学同級生の産婦人科医・水川晴夫君には原稿を丁寧に読んでいただき，たくさんの有益なコメントをいただきました。なお当然のことですが，本書にあるかもしれない誤り，また意見・主張の責任は著者にあります。大妻女子大学健康センターの看護師・新堀多賀子さんには学生からの健康相談の内容について伺いました。本の編集に関しては，大修館書店の加藤順，中村あゆみの両氏にお世話になりました。ここに記して感謝します。

　　　　　　　　　　2012年7月　　　　井上　栄

［著者略歴］
1940年山梨県生まれ。東京大学医学部卒，同大学院博士課程修了。医学博士。国立予防衛生研究所，国立公衆衛生院，国立感染症研究所で感染症・アレルギー病疫学の調査研究。国立感染症研究所感染症情報センターの初代センター長を務めた後，大妻女子大学で健康教育に従事。瑞宝小綬章受章（保健衛生分野）。国立感染症研究所名誉所員。大妻女子大学名誉教授。東京都花粉症対策検討委員会委員。一般向け図書に，『文明とアレルギー病―杉花粉症と日本人』（講談社，1992年），『感染症の時代』（講談社現代新書，2000年），『感染症―広がり方と防ぎ方』（中公新書，2006年），翻訳書に，E・ノルビー著『ノーベル賞の真実―いま明かされる選考の裏面史―』（東京化学同人，2018年）がある。

母子手帳から始める 若い女性の健康学
© Sakae Inouye, 2012　NDC495／111p／19cm

初版第1刷	2012年10月30日
第3刷	2018年　9月　1日

著者―――――井上　栄
発行者―――――鈴木一行
発行所―――――株式会社 大修館書店
　　　　　　　〒113-8541 東京都文京区湯島2-1-1
　　　　　　　電話 03-3868-2651（販売部）　03-3868-2297（編集部）
　　　　　　　振替 00190-7-40504
　　　　　　　[出版情報] https://www.taishukan.co.jp

装丁・本文レイアウト・DTP 平　昌司
イラスト―――北澤良枝（p5,33,37），有限会社彩考（p15）
印刷所―――――錦明印刷
製本所―――――難波製本

ISBN978-4-469-26739-6　Printed in Japan
Ⓡ本書のコピー，スキャン，デジタル化等の無断複製は著作権法上での例外を除き禁じられています。本書を代行業者等の第三者に依頼してスキャンやデジタル化することは，たとえ個人や家庭内での利用であっても著作権法上認められておりません。